MANFRED NEUHOLD

NATURKOSMETIK UND PARFUM

selbstgemacht

Stocker
StV

Manfred Neuhold

Naturkosmetik und Parfum

selbstgemacht

2., völlig neu bearbeitete Auflage

Leopold Stocker Verlag
Graz – Stuttgart

Umschlagfoto: Günter Hauer, Graz
Umschlaggestaltung: Anita Schöberl, Graz

Die in diesem Buch enthaltenen Rezepte sind sorgfältig zusammengestellt und erprobt. Trotzdem können weder Autor noch Verlag irgendwelche Garantien übernehmen. Die juristische Haftung ist in jedem Fall ausgeschlossen.

Bibliografische Information Der Deutschen Bibliothek
Die Deutsche Bibliothek verzeichnet diese Publikation in der Deutschen Nationalbibliografie; detaillierte bibliografische Daten sind im Internet über http://dnb.ddb.de abrufbar.

ISBN 978-3-7020-1119-2

Printed in Austria
Druck und Bindung: Druckerei Theiss GmbH, A-9431 St. Stefan

INHALT

Abbildungsnachweis

Wolfgang Holzner, Wien: Seite 24 (o.,m.), 25 (o., m.), 26 (o.), 27 (o.), 28 (u.), 29 (u.), 30 (m.), 32 (m., u.), 33 (m., u.), 34 (o., u.), 39 (o.), 40 (u.), 41 (o., m., u.), 42 (o., u.), 43 (m.), 45 (u.), 46 (o., m.), 49.
Fritz Kummert, Rollsdorf: Seite 23 (m. u.), 28 (m.), 29 (o., m.), 31 (m.), 32 (o.), 35 (m., u.), 36 (m., u.), 37 (o., m., u.), 38 (o.), 39 (u.), 40 (m.), 42 (m.), 43 (u.), 45 (m.), 47 (o., u.).
Walter Gaigg, Steyrling: Seite 36 (o.), 39 (m.), 76 (o.).
Johannes Schantl, Stainz: Seite 27 (u.), 43 (o.).
Wolfgang Oberrisser, Warth: Seite 58.
Klaus Nowottnick, Kleinschmalkalden: Seite 59.
Alle anderen Fotos und Illustrationen vom Autor.

Ein Wort zuvor

Die Schönheit ist von Geheimnis umgeben. Frische und Lebendigkeit wirken bezaubernd. Und schließlich will man sich wohl fühlen in seiner Haut. – Wenn diese und ähnliche Aussagen für Sie eine Selbstverständlichkeit sind, dann haben Sie das richtige Buch in der Hand. Denn während die Kosmetikindustrie mit dem Geheimnis um die Schönheit ihre Werbeaussagen garniert, gehen wir dem Geheimnis auf den Grund. Und während Kosmetik heute oft genug heißt, tief in die Geldbörse zu greifen und sündteure Pflegeserien zu kaufen, holen wir die Frische und die Lebendigkeit fürs Wohlfühlen in der Haut dort, wo diese ihre Wurzeln haben: in der Natur.

Klarerweise ist dieses Buch nicht das erste, das sich mit Kosmetik auf Basis von Blüten, Kräutern und Ölen befaßt. Aber in diesem Buch werden Sie kein Rezept finden, das nicht mit ausschließlich heimischen Zutaten auskommt. Und kein Produkt, das nicht durch die Beschränkung auf heimische Grundstoffe und Zutaten gewinnt. Kurz gesagt: Was bei uns nicht wächst, kommt in den Rezepten dieses Buches nicht vor. Wir wollen das an Pflege-, Duft- und Schönheitsstoffen nutzen, was unmittelbar vor unserer Haustür wächst; und das im Übermaß.

Der Zauber der Schönheitsmittel liegt natürlich zu einem Teil auch in der Exotik. Aber glauben Sie mir: Gerade die Einfachheit, gepaart mit der sichtbaren Wirkung, ist heute schon wieder durchaus exotisch.

Was die Wirkung angeht, ist der persönliche Vergleich überzeugender als jede Argumentation. Also vergleichen Sie: Teure Körpermilch mit Vitaminen und Kollagen und was eben sonst noch im Text steht, mit fragwürdigen Konservierungsmitteln wie Formaldehyd, wovon nichts im Text steht – und schlichtes Johanniskrautöl, das Sie aus einer Handvoll Blüten und einer Flasche Weizenkeimöl mit minimalem Aufwand selbst herstellen können. Und das ist nur ein Beispiel dafür, daß der hohe Preis für ein kosmetisches Produkt keine Garantie für eine – erwünschte – Wirkung darstellt, andererseits die über Jahrhunderte hinweg erprobte Wirksamkeit unserer heimischen Kosmetikpflanzen gerade heute wieder Balsam für jede Haut ist.

Im Johanniskrautöl, um bei dem Beispiel zu bleiben, wurden rund 40 wirkaktive Einzelkomponenten gefunden. Die Einfachheit seiner Herstellung allerdings erschüttert den weit verbreiteten und von der Kosmetikindustrie weidlich genützten Glauben an die Magie der Schönheitsmittel: Was so einfach ist – kann das wirken?

Es ist natürlich gar nicht einfach. Es ist nur von der Natur in der Blüte des Johanniskrauts so perfekt aufbereitet, daß uns nur noch der einfache letzte Schritt zu tun bleibt. Für ein solches Kosmetikprodukt brauchen Sie keinen Allergietest, weil Sie genau wissen, was drinnen ist. Und Sie brauchen nicht das oftmals beinahe Hundertfache des Wertes der Zutaten für ein Fertigprodukt zu zahlen, nur weil Sie eine gigantische Werbemaschinerie mitfinanzieren müssen. Mit etwas Basiswissen und einem Blick für die Vielfalt der Pflanzen auf den Wiesen und an den Waldrändern haben Sie jede Möglichkeit, sich von den teuren Kosmetikprodukten aus industrieller Fertigung zu emanzipieren und Ihrer Haut, Ihrem Haar, Ihrem Körper überhaupt Pflege und Wohlbefinden auf natürliche Art zukommen zu lassen. Und wenn Sie einen Garten Ihr eigen nennen, können Sie mit viel Liebe und wenig Aufwand die meisten Ihrer persönlich bevorzugten Kosmetikpflanzen auch selbst ziehen. So haben Sie sie jederzeit verfügbar und nur wenige Schritte in Ihr Naturkosmetik-Depot.

Kleine Kulturgeschichte der Körperpflege

Im prächtigen Felsentempel der ägyptischen Königin Hatschepsut in Theben ist ein Fresko in heute noch glänzenden Farben zu sehen, das eine Dame bei der Schönheitspflege darstellt. Sie ist von vier Jungfrauen umgeben, die ihr duftende Öle über Körper und Haar gießen. Dieses Bild ist rund 3.500 Jahre alt und damit eines der ältesten bildhaften Dokumente über die Kosmetik in der Antike.

Die Ägypter sind sicher nicht das erste Kulturvolk, das Parfums und Kosmetika benutzte. Aber sie sind das erste Kulturvolk, das uns entsprechende Hinweise hinterlassen hat. Die Ägypter betrieben einen schwunghaften Handel, um an die Grundstoffe für ihre Schönheitsmittel zu kommen. Sie importierten Wurzeln und Rinden aus weit entfernten Gegenden wie den Gebirgstälern des Himalaja, Wachse und Harze aus dem Süden der arabischen Halbinsel. In schier endlosen Karawanen wurden diese Luxusgüter nach Ägypten gebracht. Aus der Zeit um 2.000 vor Christus wur-

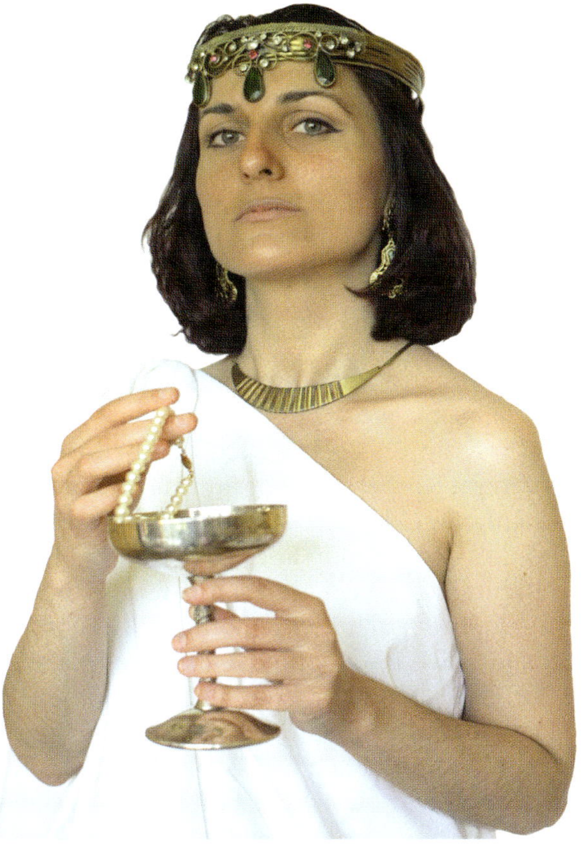

den Salben- und Parfumgefäße gefunden, die auf den reichlichen Gebrauch von Kosmetika in dieser alten Hochkultur schließen lassen.

Die Vorliebe dafür haben die Ägypter mit Sicherheit von noch älteren Völkern übernommen, die in der mittleren Steinzeit (ca. 10.000 bis 5.000 v. Chr.) das Niltal besiedelten. Diese Völker bemalten und salbten ihre Toten, damit sie im Jenseits schön anzusehen waren. Und man darf annehmen, daß sich auch die Lebenden entsprechend pflegten, um im Diesseits Wohlgefallen zu erregen. In der Genesis, dem 1. Buch Moses, ist festgehalten, daß ismaelitische Händler ihre mit Balsam, Myrrhe und Gewürzen – und sicher noch mit einer Reihe anderer Pflanzenharze – beladenen Kamele nach Ägypten führten. Ismaelia lag im südlichsten Zipfel von Palästina, war Schnittpunkt wichtiger Karawanenwege und Handelsplatz für Duftstoffe und Harze aus der gesamten damals bekannten Welt.

Der Schminkkasten einer Dame der ägyptischen Oberschicht aus dem zweiten vorchristlichen Jahrtausend braucht den Vergleich mit einer heutigen „Beauty Box" nicht zu scheuen. Im Britischen Museum in London ist ein solches randvoll gefülltes Schönheitskästchen zu besichtigen. Es war eine Grabbeigabe für die um 1.400 v. Chr. verstorbene Königin Thuthu und enthält Bimsstein zum Entfernen von rauher Haut, Augenbrauenstifte aus Holz und Elfenbein, eine Schale, in welcher die Farben für den Lidschatten gemischt wurden sowie Töpfchen für Öle, Salben und Cremes: Mandelöl zur Massage oder Quittencreme für einen rosigen Teint.

Von Demokrit, dem griechischen Reiseschriftsteller, der zur Zeit der Königin Cleopatra im ersten vorchristlichen Jahrhundert Ägypten bereiste, haben wir ausführliche Berichte über die Kunst der Kosmetik- und Parfumherstellung in Ägypten. Zu dieser Zeit waren die Ägypter nämlich bereits in der Lage, Blütenöle durch Destillation zu gewinnen. Cleopatras Lieblingsparfum hieß Cyprinum und bestand aus dem ätherischen Öl der Weißen Lilie, kombiniert mit fein dosierten Nuancen von Kampfer- und Hennablüten. Es hatte einen schweren, lange anhaltenden Duft. Ging die Königin auf Reisen, befeuchtete man sogar das Segel ihres Nilschiffes mit diesem Parfum.

Ein weiteres Geheimnis aus Cleopatras Kosmetikkoffer ist die Medesiumsalbe. Sie wurde in die Beine eingerieben, machte die Haut zart und geschmeidig und setzte sich aus Benöl, Zimt und Myrrhe zusammen. Cleopatras Körpersalbe bestand aus denselben Zutaten und zusätzlich noch Bienenhonig, Mandelöl und Wein. Diese Salbe wurde Metopium genannt. Und daß Cleopatra in körperwarmer Eselsmilch zu baden pflegte, dürfte wohl hinlänglich bekannt sein. Weniger bekannt ist sicher, daß der Eselsmilch immer auch Bienenhonig beigegeben wurde. Die Wohltat des Badens in Milch und Honig ist also zumindest zweitausend Jahre alt.

Im Jahr 202 v. Chr. besiegten die Römer Hannibal und wurden damit zu den unbestrittenen Herrschern über den gesamten Mittelmeerraum. Dieser Umstand blieb für die Kosmetik der Römer und vor allem der Römerinnen nicht ohne Folgen. Bald übertrafen sie im Verbrauch von Duftölen sogar die Griechen. Beide, Griechen wie Römer, verließen sich bei der Produktion ihrer Kosmetik nicht nur auf die exotischen Pflanzenharze des Orients. Sie schätzten auch hoch, was vor ihrer eigenen Türschwelle gedieh: Lavendel, Rosmarin, Thymian vor allem. Schwertlilien-Rhizome wurden gemahlen und, mit Talkumpuder vermischt, als Körperpuder nach dem ausgiebigen Bad verwendet.

Wie der Römer Plinius in seiner „Historia naturalis" beschreibt, erreichten die Griechen vor allem als Parfumhersteller wahre Meisterschaft. Die Parfums trugen die Namen ihrer Hersteller und wurden zu horrenden Preisen gehandelt. Der Athener Megaleion erfand beispielsweise die Duftkombination Megallos oder das Parfum Susinum, das auf dem – geruchlosen – Öl des Pferderettichbaumes basierte und seinen Duft aus einer Komposition aus Rosenöl, Safran und Zimt erhielt. Die Parfums wurden gefärbt, um sie nicht nur nach ihrem Duft unterscheiden zu können. Rosenparfums erhielten mit Hilfe des Extrakts aus der Alkannawurzel ihre rosarote Farbe.

Das Rosenöl wurde schon von den Griechen aus den Blütenblättern der Essigrose gewonnen. Sie ist die ursprüngliche und bis heute unerreichte Lieferantin des Rosenduftes für die Kosmetik. Ihre Heimat liegt zwischen dem Schwarzen und dem Kaspischen Meer, sie wurde jedoch im gesamten Nahen Osten gehandelt und gezüchtet. Ihre sorgsam getrockneten Kronblätter halten den Duft lange Zeit, sie wurden schon in ältester Zeit als Füllung für Parfumbeutel verwendet. Ein Hybrid der Essigrose aus der Kreuzung mit der Damaszenerrose wurde als „Heilige Rose" benannt und in 4.000 Jahre alten ägyptischen Gräbern gefunden. Zum Zeitpunkt ihres Auffindens zu Beginn unseres Jahrhunderts dufteten die getrockneten Rosen noch immer.

Kosmetik und Parfums spielten in der Mythologie der Griechen eine bedeutsame Rolle. Duftenden Blättern und Blüten wurde göttlicher Ursprung zugeschrieben, genauso wie der Erfindung des Parfums selbst. Nach der griechischen Überlieferung erhielten die Menschen ihre diesbezüglichen Kenntnisse von Aeone, einer Nymphe der Venus. Und wurde einem Irdischen die Ehre zuteil, mit einem der olympischen Götter in Kontakt zu treten, war man überzeugt: die Götter ließen den süßenDuft ihres Parfums als Zeichen ihrer Göttlichkeit zurück. Die Parfums und Kosmetika der Griechen waren rasch auch bei den Römern in Mode. Bald begnügte man sich nicht mehr damit, sie aus den römisch dominierten griechischen Provinzen zu importieren. So wurde die Stadt Capua zum Zentrum der Parfumherstellung auf der italischen Halbinsel. Auf beiden Seiten der Hauptstraße befanden sich die Häuser der Parfumeure und Kosmetikhersteller. Hier trafen sich jeden Morgen die Wohlhabenden, versuchten die verschiedenen Kompositionen und Präparate und diskutierten dabei ihre täglichen Geschäfte. Von Plinius wissen wir, welche Kosmetika sich besonderer Beliebtheit erfreuten: Eberraute und Walnußschalen waren für die Römer unentbehrlich, um das Haar schwarz zu färben. Myrte und Wacholderbeeren galten als Mittel gegen vorzeitige Kahlköpfigkeit, Lilienblüten, Jasmin und Rosmarin wurden in Wildschwein- oder Bärenschmalz mazeriert. Die Römerinnen verwendeten Rouge aus der Alkannawurzel, und es war zeitweise sehr modisch, das lange Haar mit einem Absud von Rainweideblüten, vermischt mit Zitronensaft, zu blondieren. Akne und anderen Hautunreinheiten rückte man mit in Wasser eingeweichten Lupinensamen zu Leibe. Und Gesichtspackungen aus saurer Ziegenmilch und Gurkensaft gehörten für die moderne Römerin zur täglichen kosmetischen Routine.

Die Begeisterung der Römerin für die Kosmetik führte allerdings auch zu mancher Übertreibung des Guten. Der römische Satiriker Juvenal fühlte sich zur Bemerkung veranlaßt, die römischen Ehemänner sähen kaum jemals die Gesichter ihrer Gattinnen. Denn um die Spuren der Lebensjahre zu tilgen, pflegten sie jede Nacht Gesichtspackungen aufzulegen und tagsüber die Gesichter unter einer dicken Schicht von Cremes und Salben zu verpacken. Ein anderer römischer Satiriker, Martial, gab der ersten in Rom verwendeten Seife ihren Namen: „Mattische Bälle" nannte er wegen ihrer Kugelform die aus Holzasche und Ziegenfett hergestellten und aus Mattium im Norden nach Rom importierten Seifenstücke.

Im Gegensatz zu den alten Ägyptern legten die Römer weniger Wert auf den exotischen Charakter ihrer Kosmetikprodukte. Es ging ihnen in erster Linie um die Wirkung, und diese fanden sie in vielen Duftpflanzen in ihrer nächsten Umgebung: Entlang der gesamten Mittelmeerküste, auf Korsika und Sardinien wachsen Rosmarin, Majoran, Lavendel und Thymian. Diese Parfum- und Gewürzpflanzen wanderten mit den Römern auch in die nördlicher gelegenen Teile Europas. Als Haarpflegemittel sind diese vier Kräuter unübertroffen, und diesen Umstand, wenn auch nicht die Römer selbst, lernte die Bevölkerung in den römisch besetzten Teilen Mittel- und Westeuropas bald zu schätzen. Andrerseits ergänzten die Römer ihren Kosmetikkoffer mit den Schönheitsmitteln der in Mitteleuropa ansässigen keltischen Völker. Vor allem der Holunder spielte in der Kosmetik der Kelten eine dominierende Rolle. Ein Absud aus seinen Blüten wurde als Augenbad genutzt, das den Glanz der Augen stärkte und wohl auch Augenentzündungen linderte. Die heilsame Wirkung eines Absuds aus Birkenblättern gegen Hautinfektionen war den Druiden, den Medizinmännern und Weisen der keltischen Völker, durchaus vertraut. Viele Nahrungsmittel dienten auch der Kosmetik, Gersten- oder Haferschleim beispielsweise für Gesichtspackungen.

Die meisten Kosmetikpflanzen waren in erster Linie als heilkräftige Pflanzen bekannt. Jedoch: es gibt keine Trennungslinie zwischen Kosmetik- und Heilkräutern. Schon allein deshalb, weil sich auch Kosmetik und Heilkunde nicht trennen lassen. Gesundheit ist und war immer schon mehr als bloßes Freisein von Krankheit und Gebrechen. Gesundheit ist das sprichwörtliche Sichwohlfühlen in seiner Haut – und dazu trägt die Kosmetik genauso bei wie die Heilkunde, und die meisten Kräuter für den einen Zweck nützen auch dem anderen.

Grundzüge der Kosmetik – Reinigen und Pflegen

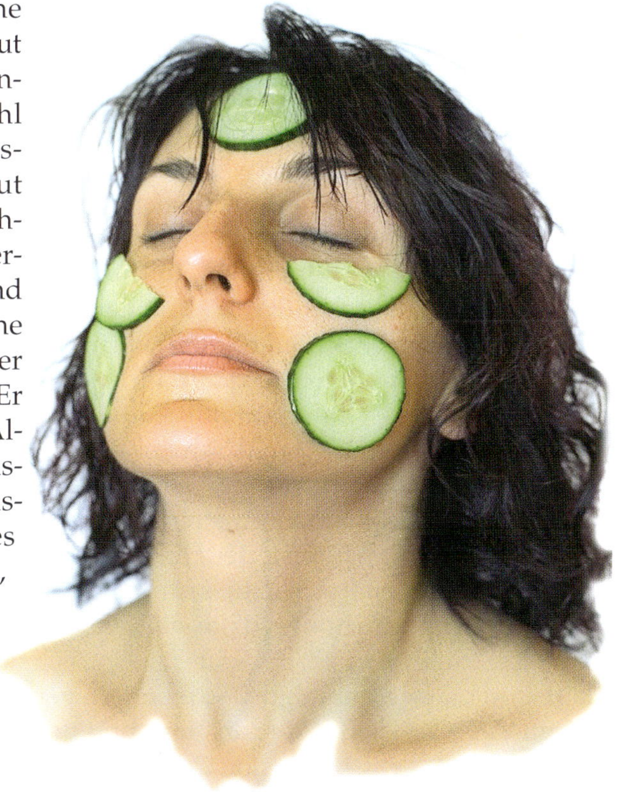

Zarte, straffe, reine und elastische Haut – das ist ein Schönheitsmerkmal, das wohl allgemein als erstrebenswert erscheint. Die Haut ist der schöne und manchmal weniger schöne Überzug unseres Körpers. Und dieser Überzug sagt eine Menge über seinen Träger oder seine Trägerin aus. Er gibt Hinweise auf das Alter des Menschen, gewisse Fältchen im Gesicht lassen auf ein bevorzugtes Mienenspiel schließen, und man sieht an der Haut das Verhältnis des Menschen zu seinem Körper und das Maß an Pflege, das er ihm zugesteht.

Darüber hinaus besteht eine enge Beziehung zwischen der Haut und dem gesamten Kreislauf des Körpers. Rund ein Drittel der Blutmenge befindet sich ständig in oder unmittelbar unter der Haut, das Blut zirkuliert durch den ganzen Körper, und so ist es nicht verwunderlich, daß viele Vorgänge im Körperinneren ihre Auswirkungen und Zeichen auch auf der Haut hinterlassen. Vor allem Stoffwechselstörungen und Folgen falscher oder einseitiger Ernährung, aber auch übermäßiger Nikotin- und Alkoholgenuß lassen sich an der Haut deutlich ablesen.

Die Haut ist unser größtes Sinnesorgan. Bei durchschnittlicher Körpergröße und Normalgewicht weist sie eine Größe von beinahe zwei

Quadratmetern auf. Der Tastsinn, in Milliarden von Sinneszellen in verschiedener Dichte über diese Fläche verteilt und über ein feinstrukturiertes Netz von Nervenbahnen mit dem Zentralnervensystem verbunden, vermittelt uns lebenswichtige Eindrücke von der uns umgebenden stofflichen Welt, von ihrer Struktur, ihrem Festigkeitsgrad, ihrer Temperatur. Bereits das Neugeborene ist für Sinneseindrücke über die Haut empfänglich, es erfährt durch die Berührung von seiner Existenz und das Gefühl der Geborgenheit. Die Berührung, die Kommunikation über die Haut, bleibt dann auch ein Leben lang die direkteste und intensivste Form der Mitteilung.

Die Haut schützt den Körper vor Kälte, Hitze und Flüssigkeitsverlust. Mit einem Anteil von rund zwei Prozent ist sie auch an der Atmung beteiligt – ein kleiner, aber lebenswichtiger Beitrag der Haut zur Sauerstoffversorgung des Körpers. Können innere Organe wie Darm oder Nieren ihre Funktionen nicht völlig erfüllen, hilft die Haut mit, Schlacken aus dem Stoffwechsel auszuscheiden. Für die Gesundheit ist diese Funktion von wesentlicher, für die Schönheit eher von unangenehmer Bedeutung. Denn sichtbar wird diese Funktion durch Pickel, Mitesser und verstopfte Poren. Außerdem scheidet die Haut auf jeden Fall, auch bei klagloser Nieren- und Darmfunktion, Talg und Schweiß aus. Durchschnittlich einen Liter Wasser sondern die Schweißdrüsen täglich ab, in heißer Umgebung oder wenn sich der Körper durch Anstrengung erhitzt, ensprechend mehr. Denn der Schweiß verdunstet auf der Haut und sorgt auf diese Weise für Kühlung. Außerdem rötet sich in diesem Fall die Haut: Die Gefäße weiten sich, der Körper verbraucht durch die stärkere Durchblutung mehr Wärme.

Im gegenteiligen Fall, bei Kälte, ziehen sich die Gefäße zusammen. Die Haut wird blasser, die Talgdrüsen sondern verstärkt Talg ab und minimieren auf diese Weise die Verdunstung und damit den Wärmeverlust. Die Haut ist also das entscheidende Organ für den Energieaustausch zwischen dem Körper und der unmittelbaren Umwelt. Aber nicht nur das. Mit dem Fett- und vor allem dem Säuremantel der Hornhaut verhindert sie auch, daß Bakterien, Pilze und Viren oder schädliche Stoffe in den Körper eindringen können.

Der Fettmantel der Haut besteht nur vereinfacht gesagt aus Fetten. Er wird aber nicht allein aus der fetten Absonderung der Talgdrüsen und dem Hornfett aus der Hornhaut gebildet. Bestünde er nur aus Fett und sonst nichts, wäre er nicht wasserlöslich. Entscheidend ist die Tatsache, daß die Fette mit dem wäßrigen Schweiß unter Mithilfe der auf der Haut vorhandenen Emulgatoren Lecithin und Cholesterin eine Emulsion bilden. Durch die Emulsion aber kann die Haut ungehindert atmen, und die Verdunstung funktioniert. Bei einem Fettfilm wäre beides nicht möglich.

Der Umstand dieser Unmöglichkeit wird übrigens häufig bei der Anwendung von Nachtcremes offensichtlich. Werden diese zu dick aufgetragen – vielleicht weil man glaubt, daß viel Creme viel hilft –, decken sie die Haut völlig ab und hindern den Schweiß, auf natürliche Art zu verdunsten. Am Morgen ist die Haut dann völlig verquollen. Wird die Nachtcreme jedoch nur dünn aufgetragen, ist sie durchlässig für Verdunstung und Atmung der Haut. Denn auch eine Nachtcreme ist wie jede Hautcreme nicht bloß Fett, sondern eine Emulsion aus Wasser und Fett oder Wasser und Öl, angereichert mit den jeweiligen Pflegestoffen.

Wieviel an Wasser und Fett die Fettschicht enthält, ist von Mensch zu Mensch verschieden. Und solange die Fettschicht intakt ist, muß sie von der Haut auch nicht durch weitere Absonderungen ergänzt oder erneuert werden. Befindet sich aber weniger Fett auf der Haut als normal, starten die Talgdrüsen sofort ihre Produktion. Waschen, vor allem mit scharfer Seife, zerstört den Fettmantel. Es dauert dann zwischen fünf und acht Stunden, bis er wieder völlig hergestellt ist.

Die Hemmung des Bakterien- und Pilzwachstums auf der Haut ist die Aufgabe eines zweiten Schutzfilms: des Säuremantels. Er hat einen pH-Wert, der zwischen 4 und 6 liegt. Der pH-Wert gibt mit einer Maßzahl zwischen 0 und 14 an, ob eine Lösung von Stoffen sauer, neutral oder basisch ist. Der Mittelwert 7 ist neutral und der pH-Wert von absolut reinem, destilliertem Wasser. Gibt man diesem destillierten Wasser Säure zu, so sinkt sein pH-Wert. Der saure Bereich liegt somit zwischen 6,9 und 0. Zitronen beispielsweise haben einen pH-Wert von 2. Ein ganzzahliger Sprung, beispielsweise von 5 auf 4, bedeutet jedoch, daß die Lösung zehnmal so sauer ist. Was über 7 liegt, also einen pH-Wert zwischen 7,1 und 14 aufweist, nennt man basisch oder alkalisch. Die Basen sind sozusagen das Gegenteil von Säuren, ihre wäßrige Lösung nennt man Laugen. Starke Basen sind um nichts weniger aggressiv als starke Säuren.

Der Sinn des Säuremantels auf der Haut liegt darin, das Wachstum von Bakterien, Pilzen und anderen Mikroorganismen zu hemmen. Diese mögen nämlich kein saures Milieu. Die Grundsubstanzen des Säuremantels bestehen aus Talg, Schweiß und dem durch die Hautatmung verdunstenden Kohlendioxid. Seine sauren Eigenschaften erhält er von organischen Säuren wie vor allem der Milchsäure, die mit den Mineralien aus dem Schweiß – Natrium, Kalium als Beispiele – Salze bildet.

Das Waschen mit Seife bekommt auch der Säuremantel der Haut nachhaltig zu spüren. Seifenlauge ist basisch, sie verschiebt den pH-Wert des Säuremantels nach oben in Richtung des neutralen Werts oder gar in den basischen Bereich. Aber auch hier findet eine relativ rasche Erneuerung statt, und der Säuremantel der Haut ist in kurzer Zeit wieder so sauer, wie es die Haut als richtig empfindet. Kosmetische Produkte mit einem höheren pH-Wert als 8 sollte man trotzdem nur für kurze Zeit an die Haut lassen. Trockene Haut ist in dieser Hinsicht noch deutlich empfindlicher als normale oder fette Haut.

Es ist sicher: Jeder Mensch hat eine andere, seine ganz eigene Haut. Auch wenn der Aufbau der Haut immer der gleiche ist. Von innen nach außen unterscheidet man das Unterhautgewebe, die Lederhaut und die Oberhaut.

Das **Unterhautgewebe** besteht aus lockerem Bindegewebe und Fettzellen. In letzteren wird das überschüssige Fett gelagert – ein Vorgang, der von Eßgewohnheiten, Veranlagung, Alter, Geschlecht, Drüsenfunktionen und Maß der körperlichen Betätigung bestimmt wird. Der Übergang zur darüberliegenden **Lederhaut** verläuft ohne exakte Abgrenzung. In beiden Schichten befinden sich Blut- und Lymphgefäße, Nervenfasern und Schweißdrüsen. In der unteren Schicht der Lederhaut liegen die farbstofftragenden Pigmentzellen, die der Haut ihre individuelle Farbe geben. Hier beginnt auch in einer zwiebelförmigen Wurzel das Haar und verläuft in einem schrägen Kanal nach außen. In diesen Kanal münden auch die Talgdrüsen.

Die **Oberhaut** ist die Schicht, auf der sich der Großteil der Kosmetik abspielt. Hier erneuert sich die Haut ständig. Neugebildete Zellen werden nach außen getragen und brauchen etwa 28 Tage, bis sie endgültig abgestoßen werden. Die Oberhaut ist zwischen 0,03 und 4 mm dick – an Stellen mit starker Hornhaut wie den Fußsohlen oft noch dicker – und enthält keine Blutgefäße. Die Hornschicht bildet den obersten und äußersten Teil der Haut, besteht aus bereits abgestoßenen Hautzellen und trägt den Fett- und Säuremantel.

Oberhaut und Lederhaut sind in wellenförmigen Strukturen miteinander verbunden. Mit zunehmendem Alter flacht diese Wellenstruktur ab. Die Haut verliert dadurch an Elastizität, durch die verminderte Berührungsfläche mit der Lederhaut wird die Oberhaut zudem weniger gut aus den Blutgefäßen der Lederhaut mitversorgt.

Aufbau der Haut

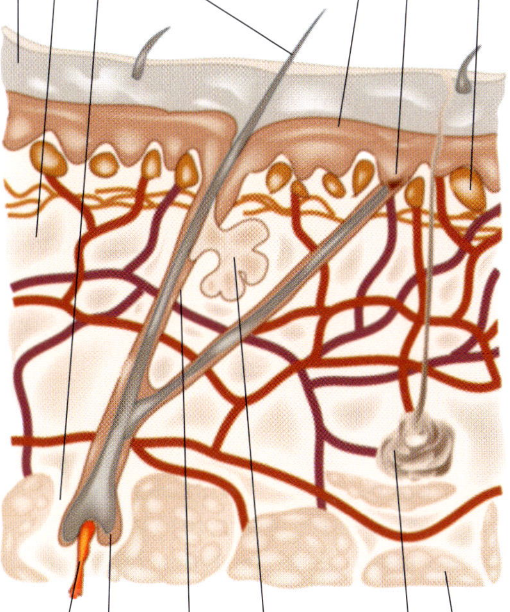

Auch wenn jeder Mensch in seiner eigenen Haut steckt – es gibt im Rahmen der Individualität gewisse Ähnlichkeiten, die es erlauben, die Eigenschaften in drei Hauttypen zusammenzufassen.

Da ist einmal die sogenannte **normale Haut**. Sicher gehören diesem Hauttyp auch viele jüngere Leute an, die keine fette Haut haben. Denn mit zunehmendem Alter wird die Haut immer trockener. Die Talgabsonderung wird nämlich durch Hormone gesteuert und ist im zweiten Lebensjahrzehnt am stärksten. Schon zehn Jahre später ist sie deutlich vermindert und die Zeit gekommen, um der Natur mit natürlicher Kosmetik etwas nachzuhelfen. Zudem nimmt der Wassergehalt der Haut im Laufe des Lebens um die Hälfte ab: von durchschnittlich 13 Prozent beim Kind auf weniger als 7 Prozent beim alten Menschen. Die **fette Haut** ist also in erster Linie eine Jugenderscheinung und oft das erste kosmetische Problem des Lebens. Denn sie geht mit Akne und Pickeln einher. Die übermäßige Talgproduktion verstopft die Poren und führt zu Entzündungen. Allerdings trägt fette Haut in der Jugend einen Vorteil für das weitere Leben in sich: es gibt in späteren Jahren deutlich weniger Falten. Was die fette Haut braucht, ist eine sanfte Reinigung und keinesfalls eine Creme, die den Fettüberschuß noch verstärkt.

Die **trockene Haut** zeigt üblicherweise erst ab der Mitte des dritten Lebensjahrzehnts ihren voll entwickelten Charakter. Die Belastungen durch schlechte Luft, übermäßig klimatisierte Räume und vor allem durch falsche Waschgewohnheiten mit zu scharfen Seifen oder Duschgels lassen diesen Hauttyp aber auch bei jungen Menschen vermehrt auftreten. Die trockene Haut ist eine sehr empfindliche Haut, und sie braucht Pflege, die auch schützend wirkt. Die trockene Haut sondert zuwenig Talg ab. Weniger Fett bindet wiederum weniger Feuchtigkeit, und so ist die Fettschicht der Haut nicht stark genug, um übermäßige Verdunstung zu verhindern.

Neben diesen drei Hauttypen gibt es noch die **Mischhaut**, vor allem im Gesicht: Stirn, Nase und Kinn sind fett, die restlichen Partien trocken. Die trockenen Bereiche des Gesichts verlangen nach gründlichem Eincremen, während die fettigeren Stellen besonders sorgfältig gereinigt werden sollten. Trotzdem dürfte es nur in den seltensten Fällen nötig sein, unterschiedliche Pflegeprodukte für die verschiedenen Hautpartien zu verwenden.

Eine vernünftige Hautpflege ist sinnvoll und sogar nötig, um die natürlichen Funktionen der Haut zu erhalten und zu unterstützen. Die vielen raffinierten Tricks der Kosmetikindustrie kann man bei der Frage, was sinnvoll ist, aber getrost übergehen. Interessant ist in diesem Zusammenhang bloß, daß die einschlägige Werbung nicht mit Schlagwörtern wie „individuell" und „persönlich" spart und dabei eine für die Hersteller der Produkte anonyme Masse von Konsumentinnen anspricht oder zumindest ansprechen will. Kaum ein anderes Organ des Menschen zeigt so starke individuelle Unterschiede wie die Haut. Was für die eine Haut gut ist, kann sich auf einer anderen Haut desselben Hauttyps ausgesprochen schlecht auswirken – und dabei ist der Problemkreis der Allergien noch gar nicht berücksichtigt. Was die Haut braucht, ist eine dem Hauttyp und den individuellen Eigenheiten entsprechende und schonende Pflege. Diese Pflege besteht im mindesten aus einer milden Reinigung und einer dem Hauttyp entsprechenden Emulsion. Sie soll die Spannkraft erhalten, der Haut ein reines und gepflegtes Aussehen verleihen und sie bei der Erfüllung ihrer natürlichen Funktionen unterstützen. Und es gehört dazu, daß die Pflege selbst ein wohltuendes, erfrischendes und entspannendes Gefühl vermittelt.

Wichtig ist, daß die Pflegemaßnahmen weder die Atmung der Haut noch die Feuchtigkeitsregulierung beeinträchtigen. In dieser Hinsicht bieten die Kosmetikprodukte aus rein natürlichen Stoffen deutliche Vorteile. Aus Kräutern, Blüten und Pflanzenölen kommt nur in die Creme oder Lotion, was dann von der Haut auch aufgenommen werden kann und Poren, Haarbalgtrichter und Schweißdrüsen nicht verstopft. Ein Großteil der industriell gefertigten Kosmetikprodukte wird auf der Basis der sehr kostengünstigen Mineralöle hergestellt, mit Vaseline beispielsweise, und diese können von der Haut nicht aufgenommen werden.

Um die Feuchtigkeitsregulierung der Haut nicht zu beeinträchtigen, sondern wirkungsvoll zu unterstützen, sollten die zur Reinigung und Pflege verwendeten Gemische aus Öl, Fett oder Wachs dem Hautfett möglichst nahekommen. Damit aber genügend Feuchtigkeit vorhanden ist, die über die Haut reguliert werden kann, ist eine ausreichende Flüssigkeitszufuhr nötig: Auch wenn man keinen quälenden Durst verspürt, sollte man täglich rund zwei Liter einer alkoholfreien Flüssigkeit (Wasser oder Tee) trinken.

Nachts soll die Haut möglichst frei atmen können. Sie soll in der Lage sein, die im Zuge des Stoffwechsels entstandenen Schlacken abzusondern. Schutz vor äußeren Einflüssen ist nachts nicht nötig, also auch keine Pflegecreme. Wichtig ist jedoch eine gründliche abendliche Reinigung. Bei fetter, zu Talgüberproduktion neigender Haut kann eine leichte, sehr dünn aufgetragene Schicht eines Körperöls helfen, die Eigenproduktion an Fett durch den vorhandenen Überschuß zu vermindern. Trockene Haut kann nach dem gleichen Prinzip „Gleiches mit Gleichem behandeln" durch den Verzicht auf jegliche Nachtcreme wie auf Körperöl dazu angeregt werden, sich den benötigten Talg selbst zu produzieren statt sich wegen der Fettzufuhr von außen auf die „faule Haut" zu legen.

Tagsüber können Pflegecremes oder Pflegeöle die Haut vor Umwelteinflüssen schützen und sie bei der Erfüllung ihrer natürlichen Schutzfunktionen unterstützen. Bei trockener Haut kann unter der Pflegecreme auch ein Gesichtsöl aufgetragen werden. Dafür empfehlen sich besonders Kräuterölauszüge, die eine breite Palette von Gerb-, Bitter- und Schleimstoffen enthalten. Diese Stoffe werden von der Haut gut aufgenommen und stellen eine regelrechte Nahrung für sie dar. Als Pflanzen, von denen durch Ansatz in Weizenkeimöl Ölauszüge hergestellt werden können, eignen sich für normale und speziell für trockene Haut Ringelblume, Rose, Lavendel, Zitronenmelisse und Fenchel. Für Mischhaut und fettige Haut dagegen

Thymian, Salbei, Rosmarin, Pfefferminze, Beinwell, Johanniskraut und Kamille. Gesichtsöle werden hauchdünn aufgetragen und mit den Fingerspitzen einmassiert.

Im Gegensatz zu dem für Ölauszüge oft bevorzugten Olivenöl ist das Weizenkeimöl leichter. Es bildet auf der Haut keinen lange anhaltenden Fettglanz, sondern zieht rasch ein. Zudem enthält Weizenkeimöl viele wertvolle Vitamine und Keimlecithin. Sein Eigengeruch wirkt frisch und wird oftmals als angenehmer empfunden als jener des Olivenöls. Außerdem geht es uns darum, heimische Rohstoffe zu nutzen – und dazu gehört das Öl der Olive wohl kaum.

Um die Haut gesund zu erhalten, muß sie regelmäßig gereinigt werden. Die ganze Haut, nicht nur die Gesichtshaut. Die Haut wird dabei von den toten Zellen befreit, die von der Hornschicht abgestoßen werden, ebenso von Schweiß und überflüssigem Talg. Geschieht das nicht regelmäßig, werden die Poren verstopft, vergrößern sich und können ihre Funktion nicht mehr erfüllen. Die Ablagerungen in den Poren färben sich unter dem Einfluß der Luft schwarz und entzünden die Haut. Das Ergebnis sind Pikkel, Mitesser und übermäßig fette Haut.

Das Duschbad eignet sich im Alltag wohl am besten für die tägliche Reinigung der gesamten Haut. Es sollte nicht zu heiß und nicht zu lange geduscht werden, und nach der Dusche hilft ein Körperöl der Haut, die angegriffenen Schutzschichten rasch wieder aufzubauen. Durch die Feuchtigkeit der Haut bildet das Öl einen emulsionsartigen Film, der rasch einzieht. Massiert man das Öl vor dem Duschen in die Haut, so entfernt die sodann mit dem Wasser entstehende Emulsion den fettlöslichen Schmutz. Zugleich ersetzt sie aber einen Großteil der abgewaschenen Fettschicht wieder.

Während das Duschbad überwiegend den Zweck hat, den Körper zu erfrischen und zu reinigen, ist das Vollbad in der Wanne eher ein Pflege- und Schönheitsbad und dient der Entspannung. Die Temperatur ist ideal, wenn sie knapp über der Körpertemperatur liegt, und zu lange sollte man den Genuß in der Wanne nicht ausdehnen. Eine Vielzahl von Badeölen und Kräuterbädern finden Sie im Rezeptteil.

Wiese, Wald und Garten als Kosmetikladen

Immer schon haben die Pflanzen den Menschen alles gegeben, was sie zum Leben brauchten. Nahrung und Kleidung, Heilmittel gegen Krankheiten und seit den Anfängen der menschlichen Kultur bis heute auch alles, was der Pflege und Verschönerung des Körpers dient. Für jeden Zweck, für jeden kosmetischen Wunsch, für jeden Teil des Körpers gibt es Pflanzen mit genau dafür geeigneten Eigenschaften. Manche Pflanzen bringen dem Haar einen seidigen Glanz, andere pflegen die Haut. Es gibt Pflanzen, die die Augen erstrahlen lassen, und Pflanzen, deren Seele im Duft auf den Menschen übergeht und dem ganzen Körper Wohlbehagen verleiht. Die Wirkstoffe aus Blüten und Kräutern, aus Früchten, Blättern und Wurzeln sind keine geheimnisumwitterten exotischen Schönheitsmittel. Die Pflanzen, die sie uns liefern, wachsen vor unserer Haustür – in der freien Natur, auf Wiesen und an Waldrändern oder im eigenen Garten. Und viele davon gedeihen sogar als Topfpflanzen auf dem Balkon oder dem Fensterbrett.

Die Blütenpflanzen zeigten sich in der Erdgeschichte erstmals vor ungefähr 135 Millionen Jahren, in der Kreidezeit. Das ist, in erdgeschichtlichen Dimensionen gesehen, keine übermäßig lange Zeit. Trotzdem entwickelten sie sich in einer geradezu stürmischen Evolution zu den vielfältigen Blütenpflanzenarten, die wir heute kennen. Die Botaniker wunderten sich über diese rasche Entwicklung nur so lange, bis sie das System durchschaut hatten, das hinter diesem Phänomen steckt: Die Blütenpflanzen hatten sich mit den Insekten verbündet! Das heißt, die Blütenpflanzen entwickelten sich nicht isoliert für sich, sondern innerhalb der vorhandenen ökologischen Einheit mit einem Maximum an Kooperation mit den anderen Elementen. Der Zusammenarbeit zwischen Blütenpflanzen und Insekten ist der außergewöhnlich erscheinende evolutionäre Antrieb der Blütenpflanzen zuzuschreiben. Und natürlich auch ihre schnelle und weitverzweigte Differenzierung: der Apfelbaum ist genauso eine Blütenpflanze wie das Maiglöckchen.

Wird im Zusammenhang mit der Evolution häufig angemerkt, daß dieselbe von der Konkurrenz bestimmt wird – die den Umständen am besten angepaßte und lebenstüchtigste Art entwickelt sich weiter –, so verlangt diese Anmerkung angesichts des Zusammenwirkens von Blütenpflanzen und Insekten nach einer Ergänzung: Die Evolution wird sowohl von Konkurrenz als auch von Kooperation bestimmt. Beide Aspekte gemeinsam ergeben ein Gewebe vielfältigster gegenseitiger Beeinflussungen und Abhängigkeiten und im Endeffekt das, was wir als Ökosystem bezeichnen.

Wenden wir uns nun speziell jenen Pflanzen zu, die vom Menschen als Kosmetikpflanzen genutzt werden, fällt ein Umstand besonders auf. Jede Kultur entwickelte sich innerhalb eines bestimmten Ökosystems mit einer speziellen Flora, aus welcher einzelne Pflanzen für kosmetische Zwecke ausgewählt wurden. Bemerkenswert ist dabei, daß sich im Mittelmeerraum, in günstigen Lagen Zentraleuropas, in Irland genauso wie in den nordamerikanischen Ebenen oder in Ostasien Kosmetikpflanzen finden lassen, die sich in ihrer Wirkungsweise gleichen. Die Pflanzenfamilien, sogar die botanischen Gruppierungen, können vollkommen verschieden sein. Der Nutzen für die menschliche Körperpflege, Anwendungsmöglichkeiten und Wirkungsweisen sind aber die gleichen. In jeder örtlichen Flora finden sich Pflanzen, die Öle und Duftstoffe genauso wie Reinigungsmittel, konservierende und nährende Grundstoffe für kosmetische Produkte liefern.

Auf den folgenden Seiten finden Sie die Darstellung und Beschreibung der wichtigsten und meistverwendeten Kosmetikpflanzen in unseren Breiten sowie jeweils den Hinweis, welche Pflanzenteile verwendet werden. Der Zeitpunkt der Ernte ist je nach den örtlichen Gegebenheiten verschieden, und so stellt der diesbezügliche Hinweis nur einen zeitlichen Rahmen dar.

Hinweis: Die Kennziffern bei der Darstellung der Pflanzen sind auch bei den einzelnen Rezepten angeführt, um das Auffinden der Beschreibung und Abbildung der jeweils verwendeten Pflanzen zu erleichtern.

Die Kosmetikpflanzen in Steckbriefen

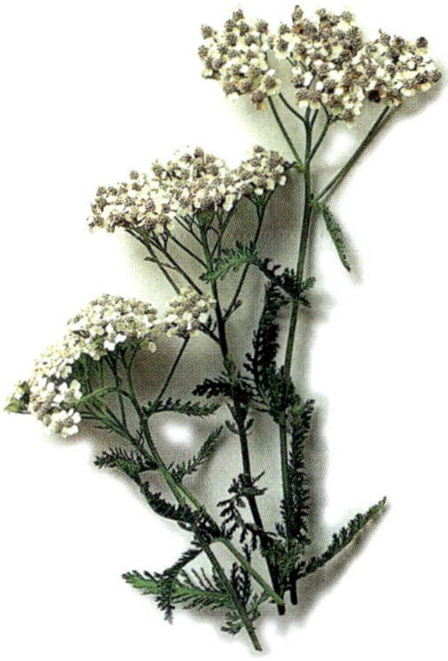

Schafgarbe (*Achillea millefolium*)

Vorkommen: natürlich belassene Wiesen
Anbau im Garten: kaum nötig, es gibt genug auf den Wiesen
Verwendeter Pflanzenteil: Blütendolde
Sammelzeit/Erntezeit: Ende Juni bis Mitte September
Verwendung: Badezusätze, Hautlotionen und -cremes
Anmerkung: Wirkt entzündungshemmend und durchblutungsfördernd.

1

2

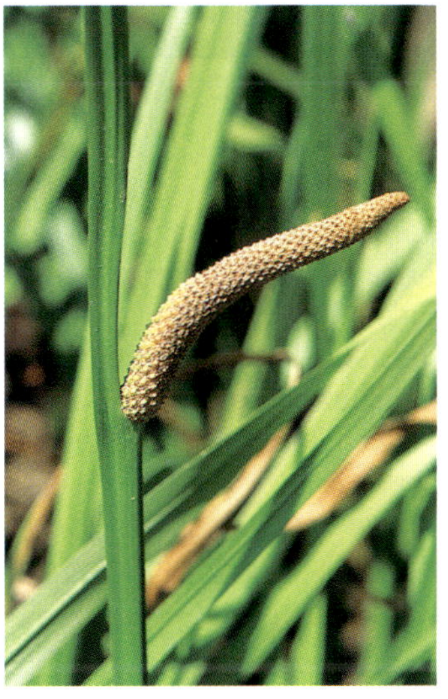

Kalmus (*Acorus calamus*)

Vorkommen: Sumpfränder, sumpfige Teichufer
Anbau im Garten: am Teichrand oder auf sehr feuchtem Standort
Verwendeter Pflanzenteil: Wurzelstöcke
Sammelzeit/Erntezeit: September, Oktober
Verwendung: Parfumöl, Seifen; getrocknet als Puder.

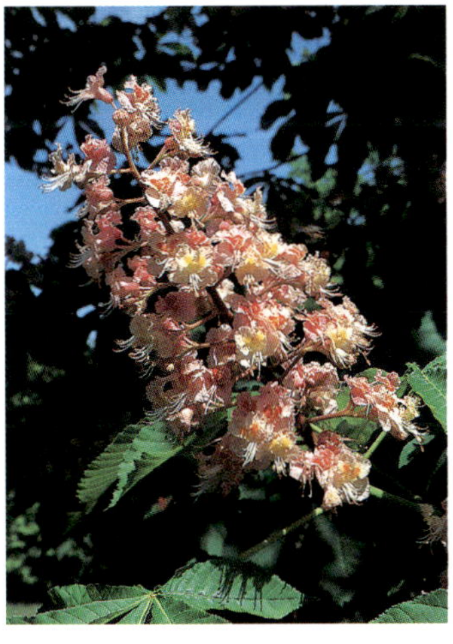

3

Rosskastanie (*Aesculus hippocastanum*)

Vorkommen: lichtliebender Baum, einzeln oder in Gruppen, aber nicht in Wäldern
Verwendeter Pflanzenteil: Samen ohne ihre stachelige Hülle
Sammelzeit/Erntezeit: September, Oktober
Verwendung: Saft gekochter und danach geschälter Kastanien als Badezusatz
Anmerkung: Wirkt besonders durchblutungsfördernd.

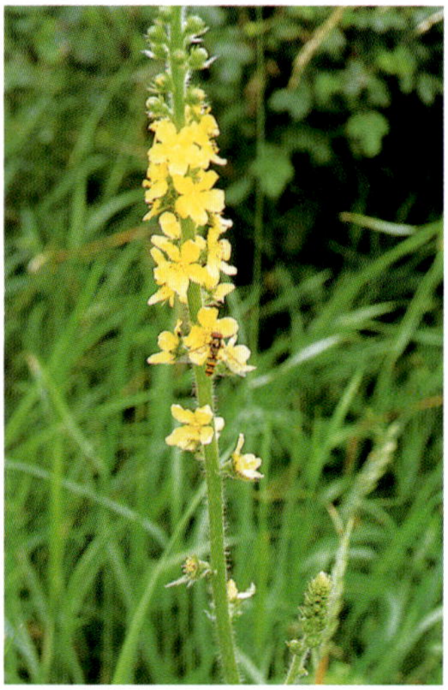

Odermennig *(Agrimonia eupatoria)*

Vorkommen: magere Weiden, Lichtungen, Waldränder
Anbau im Garten: anspruchslos, am Beetrand oder im Steingarten
Verwendeter Pflanzenteil: frische Blüten und Blätter
Sammelzeit/Erntezeit: Ende Juni bis August
Verwendung: Lotionen und Zusatz zu Reinigungscremes
Anmerkung: säubert die Haut von Unreinheiten wie Pickeln, Pusteln, Mitessern.

4

Frauenmantel *(Alchemilla vulgaris)*

5

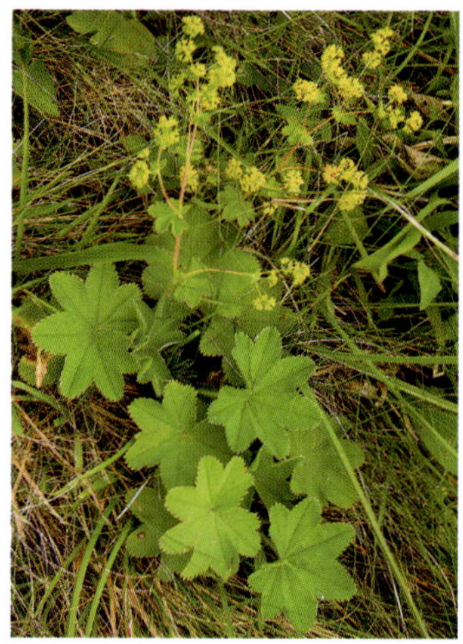

Vorkommen: Wiesen und Waldränder
Anbau im Garten: halbsonniger Platz, magere, humose Erde
Verwendeter Pflanzenteil: Blätter und Blüten
Sammelzeit/Erntezeit: Mai bis September
Verwendung: Reinigungscremes, Busenlotionen, Aftershave
Anmerkung: Die ganze Pflanze enthält blutstillende und adstringierende (zusammenziehende) Wirkstoffe.

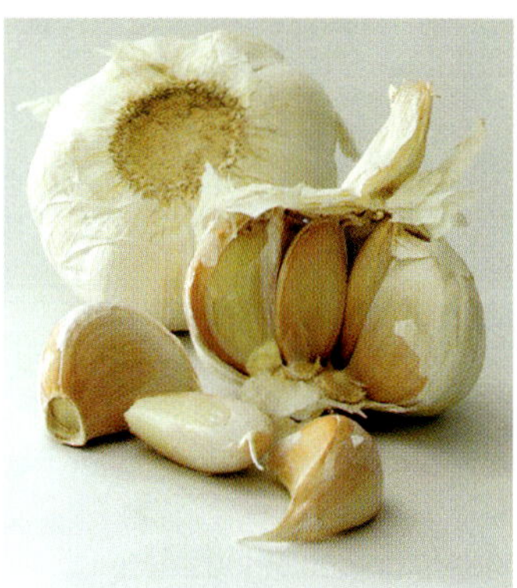

6

Knoblauch *(Allium sativum)*

Vorkommen: Kulturpflanze
Verwendeter Pflanzenteil: Zwiebel
Erntezeit: August bis Mitte September
Verwendung: Reinigungsöl
Anmerkung: Unreine Haut und Entzündungen können durch Knoblauchsaft, vermischt mit Weizenkeim- oder Distelöl, rasch beseitigt werden. Keine Sorge — es riecht nicht halb so schlimm, wie Sie glauben!

Eibisch (*Althaea officinalis*)

7

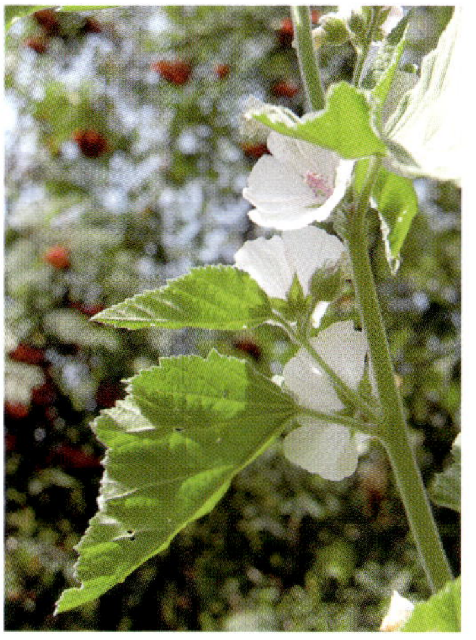

Vorkommen: Bauerngartenstaude
Anbau im Garten: sonnig, humusreich
Verwendeter Pflanzenteil: Wurzeln
Sammelzeit/Erntezeit: Frühsommer
Verwendung: Salben und Cremes für nervöse Haut
Anmerkung: Kompressen mit dem Wurzelabsud helfen rasch bei Sonnenbrand.

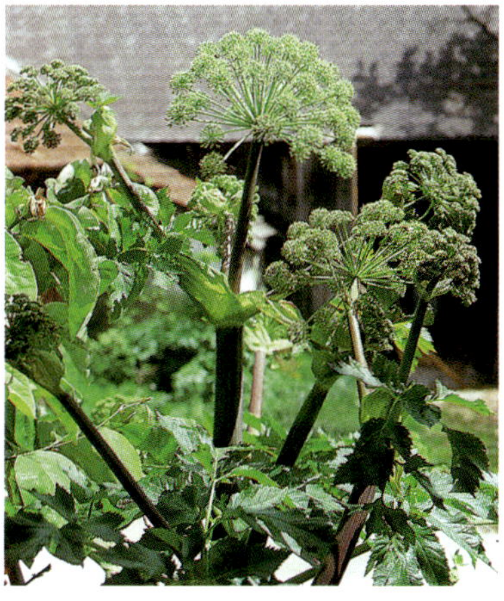

8

Engelwurz (*Angelica archangelica*)

Vorkommen: Bachufer, feuchtes Brachland
Anbau im Garten: halbschattige, feuchtere Stellen
Verwendeter Pflanzenteil: Wurzel
Sammelzeit/Erntezeit: Herbst
Verwendung: duftende Gesichtswässer, Lotions, Cremes
Anmerkung: Kann fallweise Allergien hervorrufen!

Kamille (*Chamomilla recutita*)

9

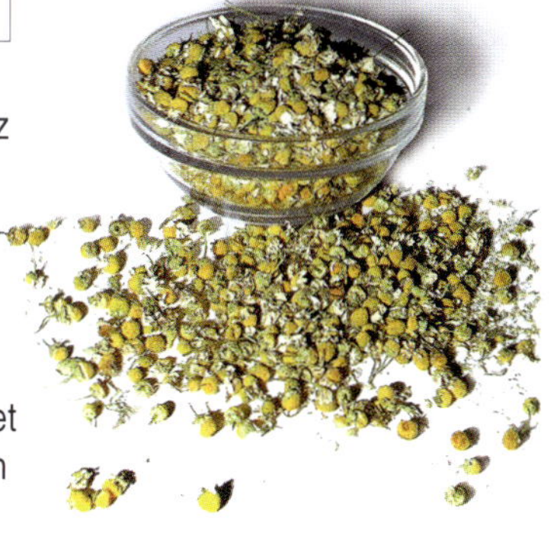

Vorkommen: Feldränder
Anbau im Garten: sehr sonniger, wenig gedüngter Platz
Verwendeter Pflanzenteil: Blütenköpfe
Sammelzeit/Erntezeit: Mitte Juni bis Ende August
Verwendung: aufhellende Haartönung, Gesichts- und Handcremes, Körperöl, Reinigungsmilch
Anmerkung: Die Römische Kamille kann für alle angeführten Zwecke ebenso verwendet werden, zeichnet sich aber zusätzlich durch einen aromatischen Duft nach Orangenblüten aus.

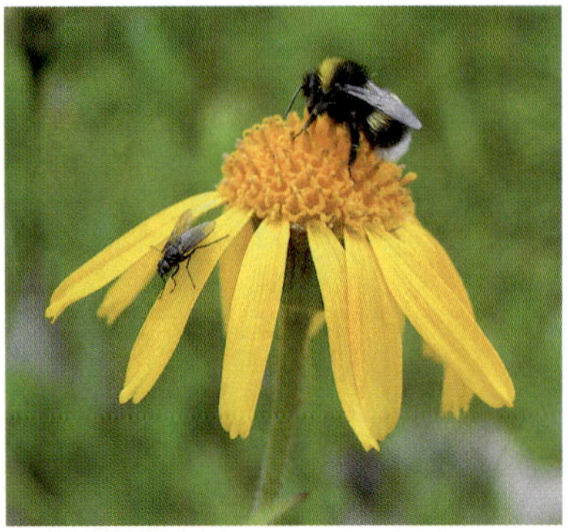

Arnika (*Arnika montana*)

10

Vorkommen: Bergweiden, Waldrand, Heide
Anbau im Garten: keinesfalls düngen oder kalken!
Verwendeter Pflanzenteil: Blütenköpfchen, Wurzeln
Sammelzeit/Erntezeit: Blüten Juni bis August, Wurzeln März oder Oktober
Verwendung: Haarwasser, Salben und Cremes, Körperlotion
Anmerkung: Der Wurzelauszug sollte immer nur verdünnt verwendet werden!

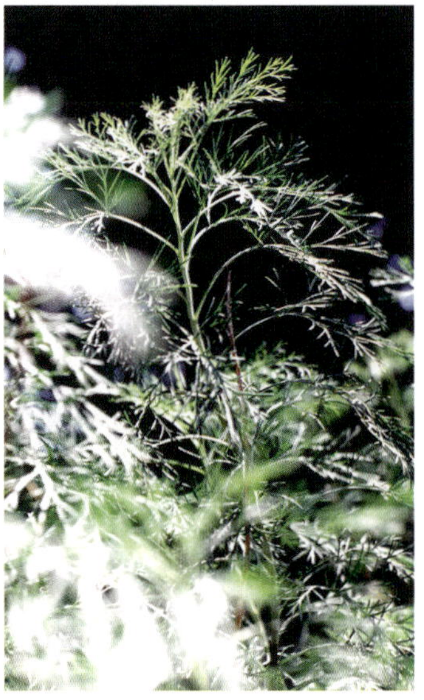

Eberraute (*Artemisia abrotanum*)

11

Vorkommen: altes Bauerngartengewächs (Zitronenersatz)
Anbau im Garten: viel Sonne, aber magerer, sandiger Boden
Verwendeter Pflanzenteil: Blätter
Sammelzeit/Erntezeit: Juli, August
Verwendung: Haarspülungen, Shampoo- und Seifenzusatz, Handcremes, Körpermilch und Körperöle
Anmerkung: aromatischer Duft, frisch und zitronenähnlich.

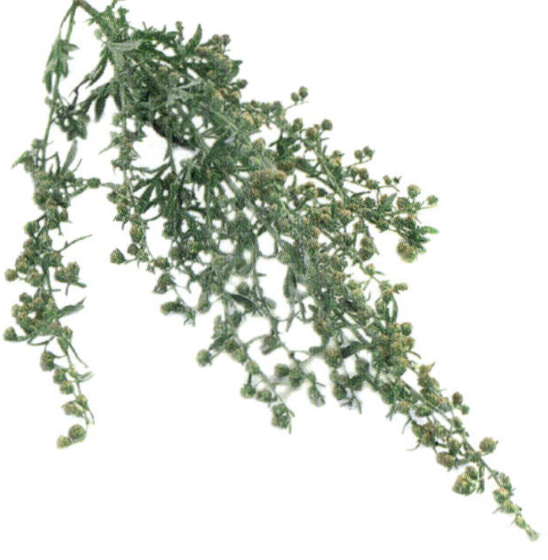

12

Wermut (*Artemisia absinthium*)

Vorkommen: Bauerngartenstrauch
Anbau im Garten: frei und ohne enge Nachbarn an sonniger Stelle
Verwendeter Pflanzenteil: Kraut
Sammelzeit/Erntezeit: vor der Blüte
Verwendung: adstringierende (zusammenziehende) Lotionen, Reinigungsmilch, Haarspülung.

ARONSTAB *(ARUM MACULATUM)*

13

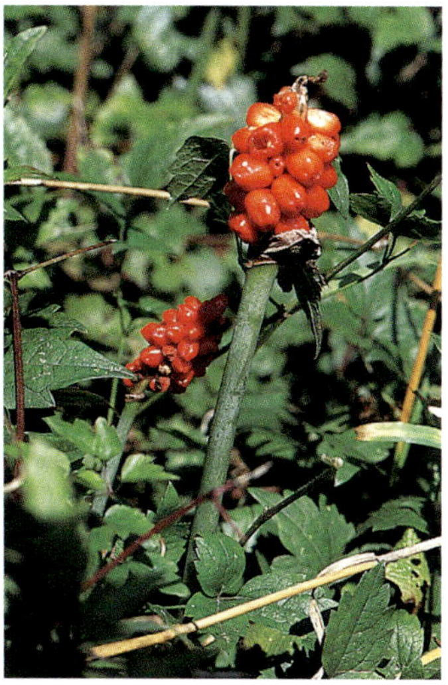

Vorkommen: Wiesen und Feldränder
Anbau im Garten: sonnig und nicht zu trocken
Verwendeter Pflanzenteil: Wurzel
Sammelzeit/Erntezeit: Spätsommer
Verwendung: Hautlotionen, Cremes
Anmerkung: Der Absud der Wurzel in Milch läßt Sommersprossen verschwinden.

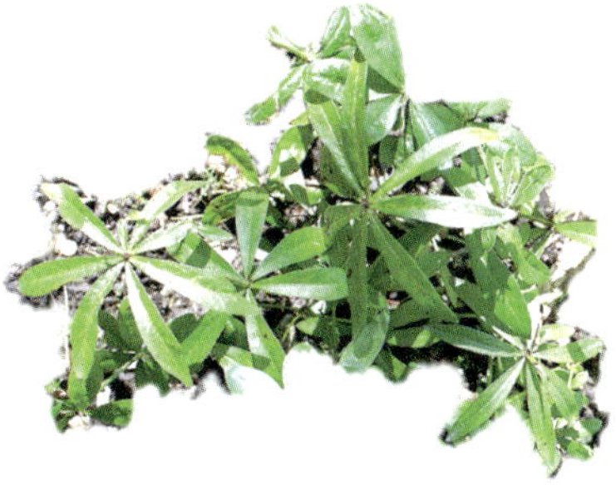

14

WALDMEISTER *(ASPERULA ODORATA)*

Vorkommen: in Laubwäldern auf kalkreichem Boden
Anbau im Garten: schattige Stellen
Verwendeter Pflanzenteil: Blätter, Blüten, ganzes Kraut
Sammelzeit/Erntezeit: Mitte Juni bis August
Verwendung: Hauttonics, Gesichtswasser, duftender Zusatz zu Cremes, Seifen, Ölen
Anmerkung: Der Duft wird bei der getrockneten Pflanze noch stärker!

BIRKE *(BETULA ALBA)*

15

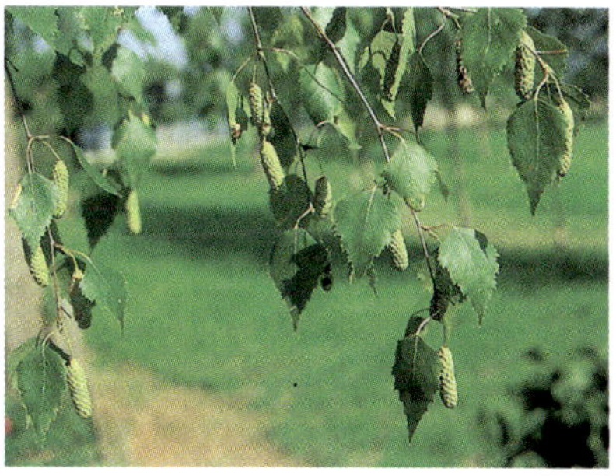

Vorkommen: aufgelockerte Wiesen- und Waldränder; Allee- und Gartenbaum
Verwendeter Pflanzenteil: Blätter, Rinde, Baumsaft
Sammelzeit/Erntezeit: Rinde und Blätter im Frühsommer, Baumsaft Ende März bis Mitte April
Verwendung: Shampoos, Haarspülung, Haaröl, Rasierwasser, Seifen.

RINGELBLUME *(CALENDULA OFFICINALIS)*

16

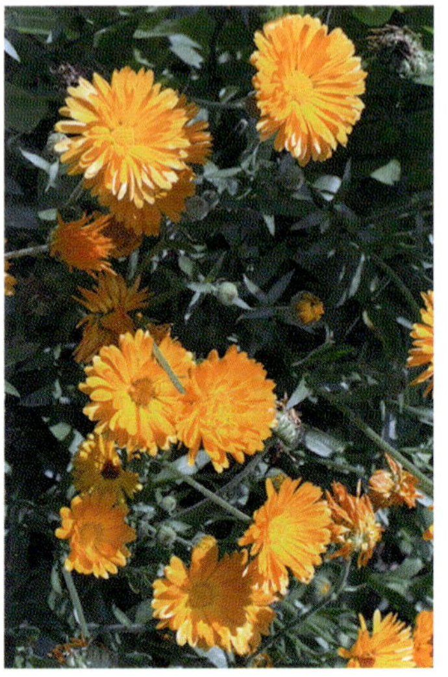

Vorkommen: magere, sandige Böden; Bahndämme, Wegränder
Anbau im Garten: auch zwischen den Gemüsebeeten
Verwendeter Pflanzenteil: Blüte
Sammelzeit/Erntezeit: Juni bis gegen Ende September
Verwendung: Salbe, Reinigungsmilch, Cremes, Badeöl, Seifenzusatz
Anmerkung: Die Ringelblumenjauche ist ein wirkungsvolles Pflanzenschutzmittel für den Gemüse- und Kräutergarten.

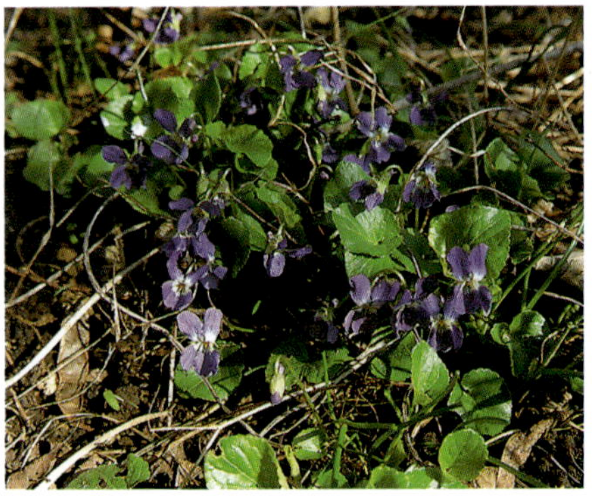

DUFTVEILCHEN *(VIOLA ODORATA)*

17

Vorkommen: lichte Laubwälder, Raine, unter Hecken
Anbau im Garten: sonnig und windgeschützt
Verwendeter Pflanzenteil: Blüten
Sammelzeit/Erntezeit: März bis Mitte April
Verwendung: Duftwasser, Parfums, duftender Zusatz zu Cremes, Lotionen, Seifen, Puder.

KORNBLUME *(CENTAUREA CYANUS)*

18

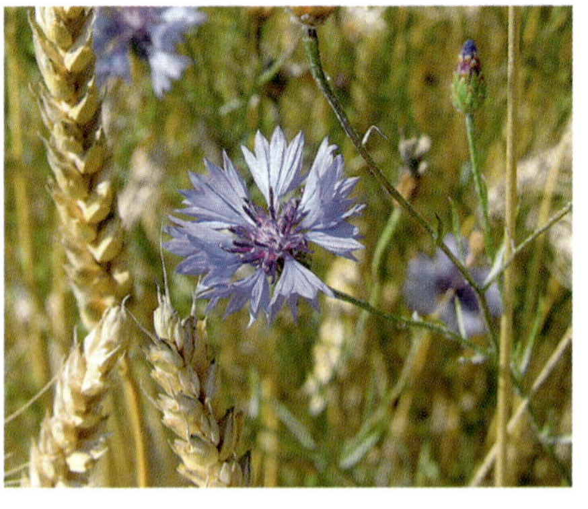

Vorkommen: Ödland und Kornfelder
Anbau im Garten: magerer Boden, aber volle Sonne!
Verwendeter Pflanzenteil: Blütenblätter
Sammelzeit/Erntezeit: Juli und August
Verwendung: Haartönung, Duftwässer, duftender und pflegender Zusatz zu Cremes und Seifen.

Kerbel *(Anthriscus cerefolium)*

Vorkommen: bei und unter Gebüschen, auf Bergwiesen
Anbau im Garten: traditionelle Gewürzpflanze im Hausgarten
Verwendeter Pflanzenteil: Blätter und Triebspitzen
Sammelzeit/Erntezeit: Ende Juni bis Anfang September
Verwendung: Reinigungsmilch, Körperöl
Anmerkung: Wirkt gegen Akne, Pickel, Mitesser.

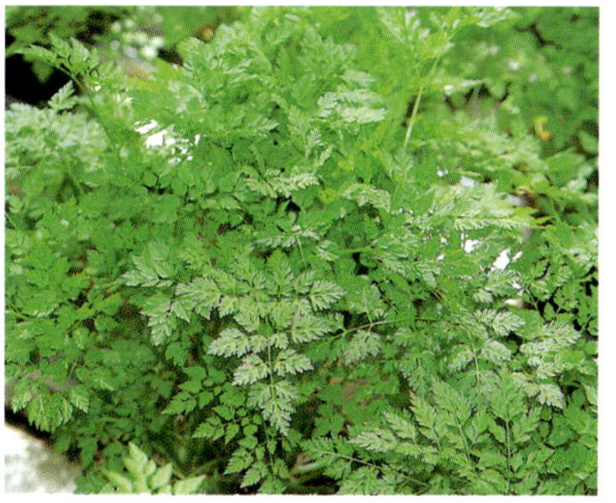

19

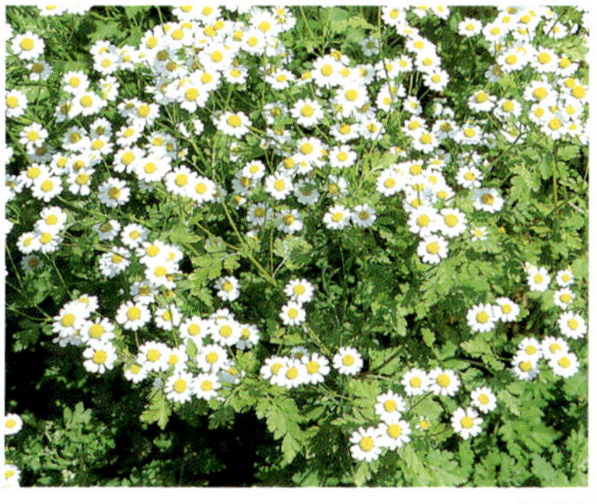

20

Mutterkraut *(Chrysanthemum parthenium)*

Vorkommen: Wegränder, Brachland
Anbau im Garten: viel Luft, Sonne, Feuchtigkeit, Humus
Verwendeter Pflanzenteil: blühende Triebspitzen
Sammelzeit/Erntezeit: Juni und Juli
Verwendung: Reinigungsmilch und -öl, Gesichtswasser
Anmerkung: Kann in seltenen Fällen zu allergischen Reaktionen führen!

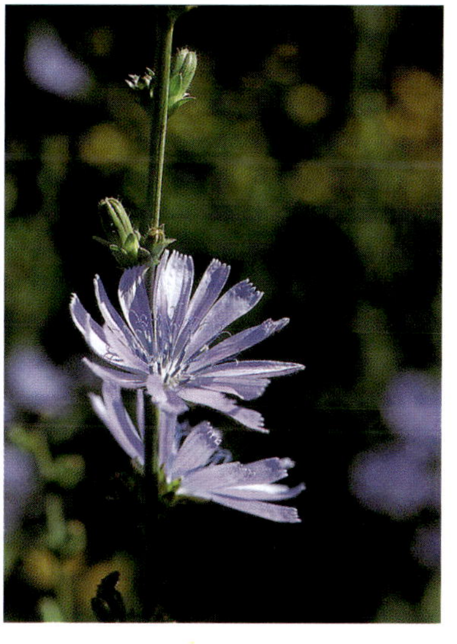

21

Wegwarte, *Zichorie* *(Cichorium intybus)*

Vorkommen: Feld- und Wegränder, Ödland mit kalkhaltigem Boden
Anbau im Garten: als Gemüsepflanze
Verwendeter Pflanzenteil: blühendes Kraut
Sammelzeit/Erntezeit: Juli und August
Verwendung: Augenwasser, Gesichtswasser, Tonic, Körperöl.

Kren, Meerrettich *(Cochlearia armoracia)*

22

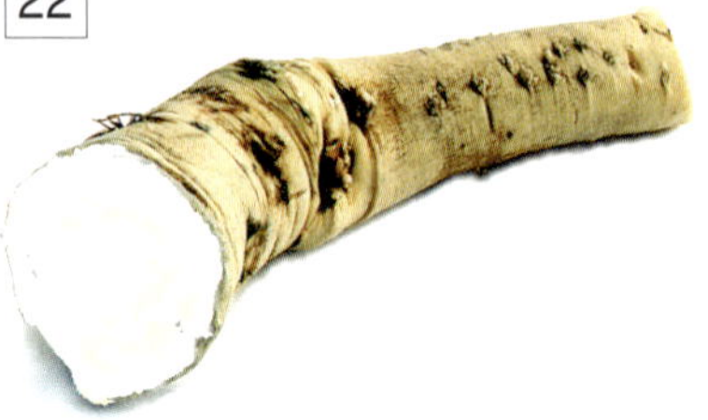

Vorkommen: mittelschwere Böden, oft an den Rändern von Kartoffeläckern
Anbau im Garten: Gewürzpflanze
Verwendeter Pflanzenteil: Wurzel
Sammelzeit/Erntezeit: Herbst
Verwendung: Gesichtswasser und -cremes bei unreiner Haut.

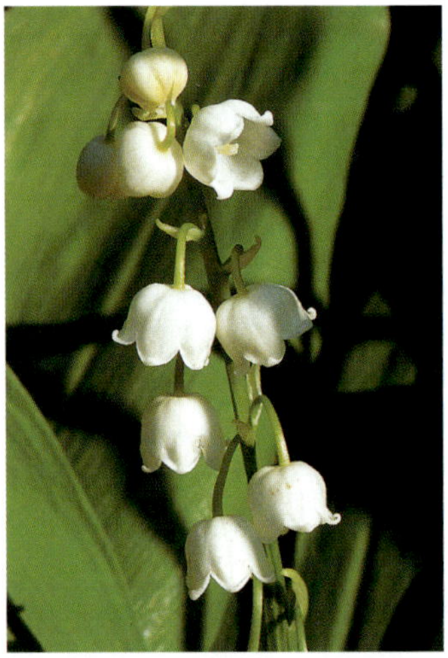

23

Maiglöckchen *(Convallaria majalis)*

Vorkommen: feuchter, kalkiger Boden; Laubwälder, Gebüsche
Anbau im Garten: Blumenbeet
Verwendeter Pflanzenteil: Blüten
Sammelzeit/Erntezeit: Ende April bis Ende Mai
Verwendung: Duftöle, Parfums, Duftwasser
Anmerkung: Anwendung nur in starker Verdünnung! Nicht nur wegen des auch dann noch intensiven Geruchs, sondern auch, weil das Maiglöckchen giftig ist!

Koriander *(Coriandrum sativum)*

24

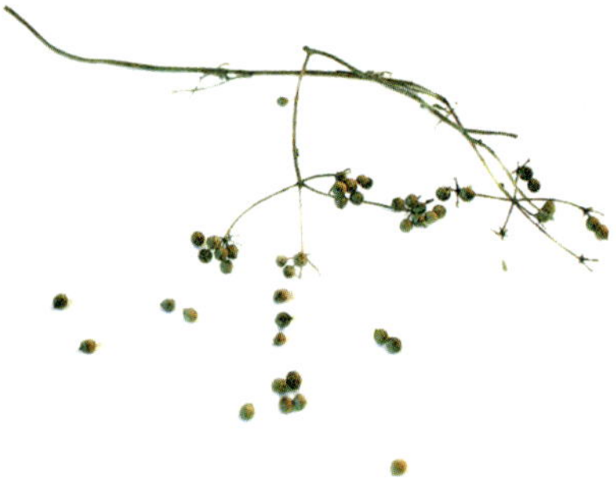

Vorkommen: warme, sonnige Lagen mit kalkreichen Böden
Anbau im Garten: traditionelle Küchengartenpflanze
Verwendeter Pflanzenteil: Samen
Sammelzeit/Erntezeit: Spätsommer
Verwendung: Rasierwasser, Duft- und Körperöle, Cremes
Anmerkung: gutes Fixativ für Parfumöle!

GURKE *(CUCUMIS SATIVUS)*

25

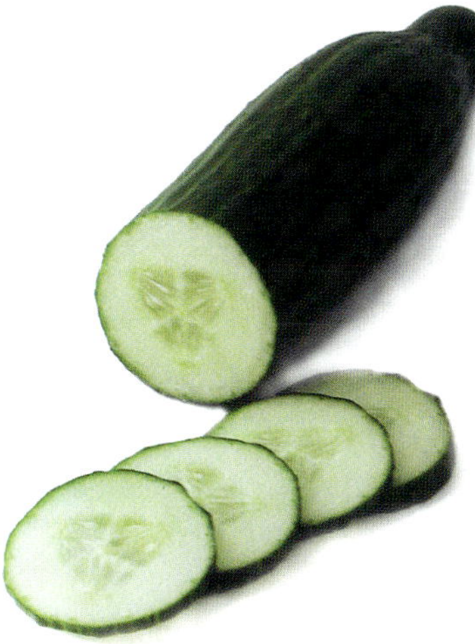

Vorkommen: Kulturpflanze
Verwendeter Pflanzenteil: Frucht
Erntezeit: Sommer
Verwendung: Gesichtscremes, Körperlotionen, Reinigungsmilch, Seifenzusatz.

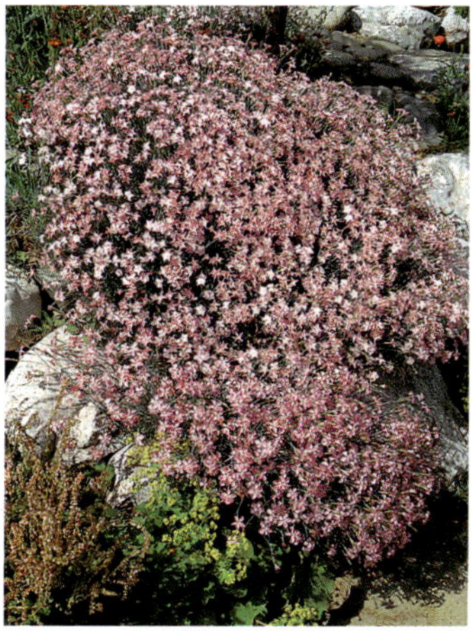

26

GARTENNELKE *(DIANTHUS CARYOPHYLLUS)*

Vorkommen: Kulturpflanze
Verwendeter Pflanzenteil: Blüte
Sammelzeit/Erntezeit: Juni bis August
Verwendung: Parfums, Duftwasser, Duftöle, Pomaden, Massageöle, Zusatz zu Cremes und Seifen.

ACKERSCHACHTELHALM *(EQUISETUM ARVENSE)*

Vorkommen: feuchte Böden, Halbschatten
Anbau im Garten: anspruchslos, aber feuchtigkeitsliebend
Verwendeter Pflanzenteil: das ganze Kraut
Sammelzeit/Erntezeit: Ende Juni bis Anfang September
Verwendung: Reinigungscremes, Kompressen bei entzündeter Haut.

27

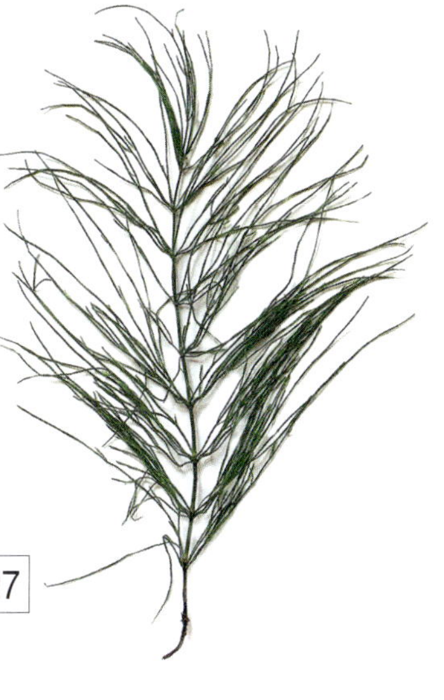

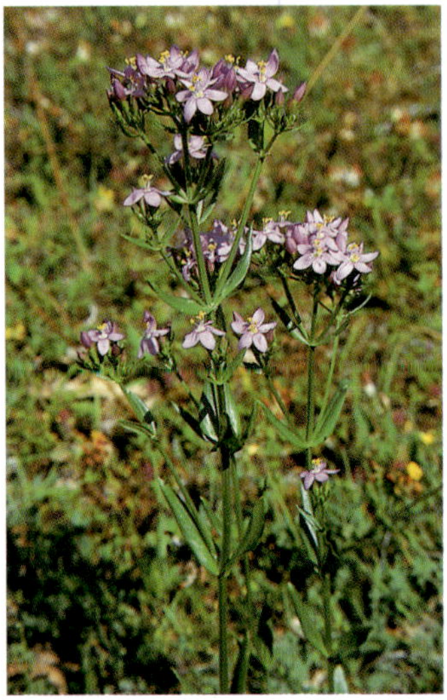

TAUSENDGULDENKRAUT *(CENTAURIUM ERYTHRAEA)*

Vorkommen: Heide, magere Wiesen
Anbau im Garten: magere Blumenwiese oder Steingarten
Verwendeter Pflanzenteil: blühendes Kraut
Sammelzeit/Erntezeit: Hochsommer
Verwendung: Reinigungscremes, Gesichtswasser gegen Pickel.

28

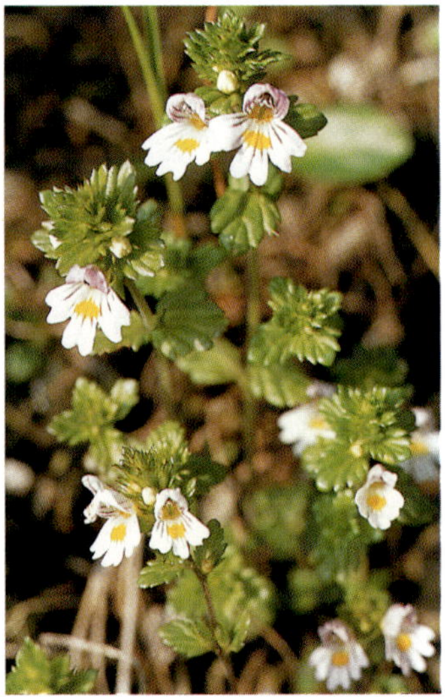

29

AUGENTROST *(EUPHRASIA OFFICINALIS)*

Vorkommen: Weiden, Almen, Bergwiesen; wächst als Halbparasit auf Gras
Anbau im Garten: Stein- und Naturgartenpflanze in Gemeinschaft mit Gras
Verwendeter Pflanzenteil: ganze Pflanze
Sammelzeit/Erntezeit: Spätsommer
Verwendung: Augenglanz-Lotionen.

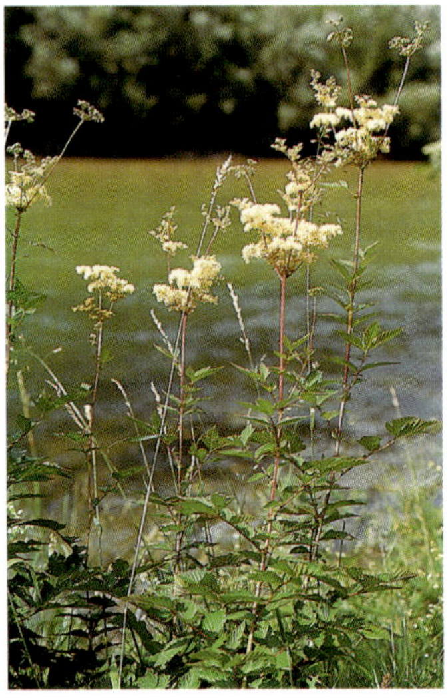

30

MÄDESÜSS *(FILIPENDULA ULMARIA)*

Vorkommen: feuchte Wiesen, Bach- und Teichufer
Anbau im Garten: Teichpflanze
Verwendeter Pflanzenteil: Blüten
Sammelzeit/Erntezeit: Ende Juni bis August
Verwendung: adstringierende (zusammenziehende) und pflegende Gesichtslotion, Zusatz zu pflegenden Ölen und Cremes.

31

Fenchel *(Foeniculum vulgare)*

Vorkommen: Kulturpflanze im Kräutergarten
Verwendeter Pflanzenteil: Samen
Erntezeit: Ende September bis Mitte Oktober
Verwendung: Duftöl, Pflegeöl, Cremes, Duschbäder, Seifen
Anmerkung: Fenchelwasser kann anstelle von Augentrost für Augenglanz-Lotionen verwendet werden.

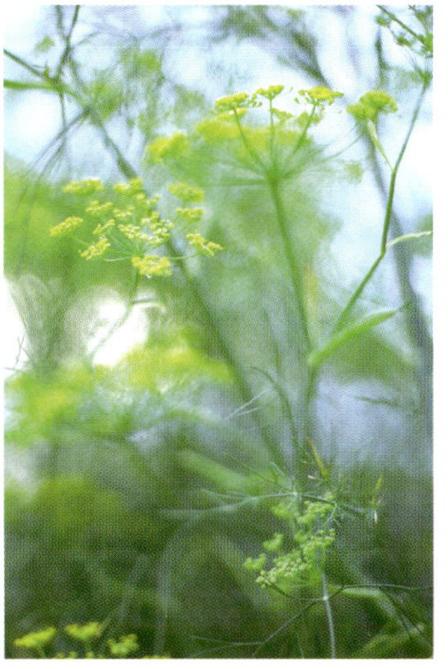

Erdrauch *(Fumaria officinalis)*

Vorkommen: auf Feldern, unter Gebüschen, auf Brachland
Anbau im Garten: Ränder von Blumen- und Gemüsebeeten
Verwendeter Pflanzenteil: das ganze blühende Kraut
Sammelzeit/Erntezeit: Mitte Mai bis Mitte September
Verwendung: Gesichtswasser, hautklärende Lotion, Zusatz zu Gesichtscremes.

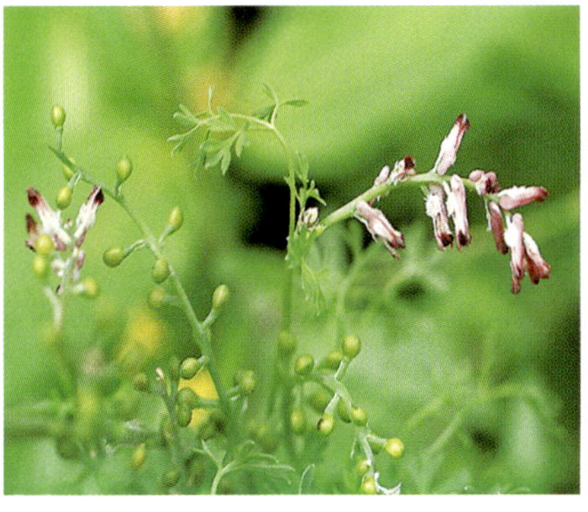

32

Kletten-Labkraut *(Galium aparine)*

Vorkommen: sehr häufig an Hecken und Feldrändern
Verwendeter Pflanzenteil: Wurzel
Sammelzeit/Erntezeit: Ende Juni bis Anfang September
Verwendung: roter Farbstoff, mit Puder als Rouge.

33

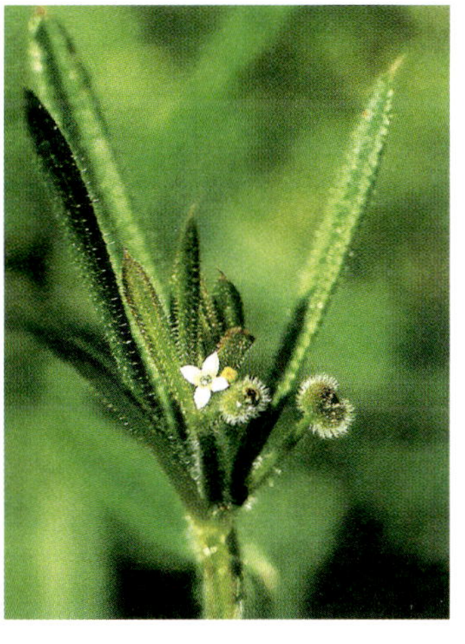

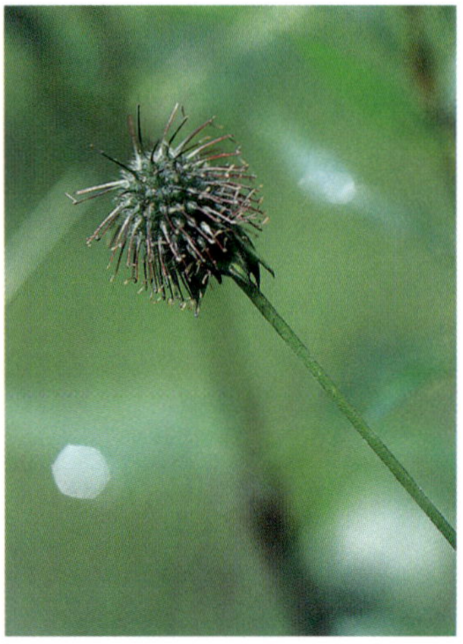

Nelkenwurz *(Geum urbanum)*

Vorkommen: Waldlichtungen, Hecken
Anbau im Garten: Naturgartenblume
Verwendeter Pflanzenteil: Wurzel
Sammelzeit/Erntezeit: Ende April bis Anfang Juni
Verwendung: straffende und glättende Hautlotion, Zusatz zu Gesichts- und Handcremes
Anmerkung: Am besten wird die ganze Wurzel getrocknet und vor der Verwendung scheibchenweise im Mörser zerrieben.

34

35

Sonnenblume *(Helianthus annuus)*

Vorkommen: Kulturpflanze
Verwendeter Pflanzenteil: Samen, Blütenblätter
Sammelzeit/Erntezeit: Herbst
Verwendung: Sonnenblumenöl, Blüten als Haarfärbemittel
Anmerkung: Sonnenblumenöl ist geruchlos und deshalb für Ölauszüge gut geeignet.

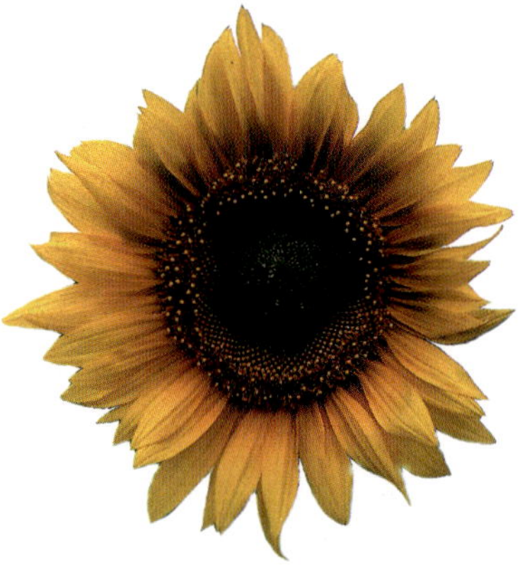

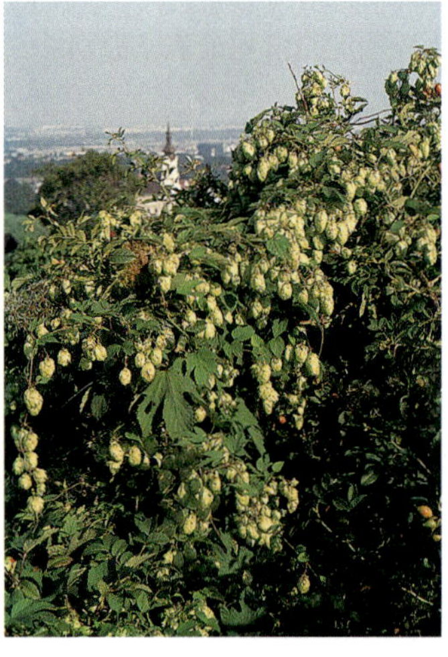

36

Hopfen *(Humulus lupulus)*

Vorkommen: Kulturpflanze
Anbau im Garten: als Kletterpflanze an einer Stütze
Verwendeter Pflanzenteil: Blütenzapfen
Sammelzeit/Erntezeit: Juli, August
Verwendung: Haarshampoos und -festiger, Hautlotionen
Anmerkung: Aus den frisch geöffneten Blüten kann ein Destillat gewonnen werden, das hautklärend wirkt und angenehm duftet.

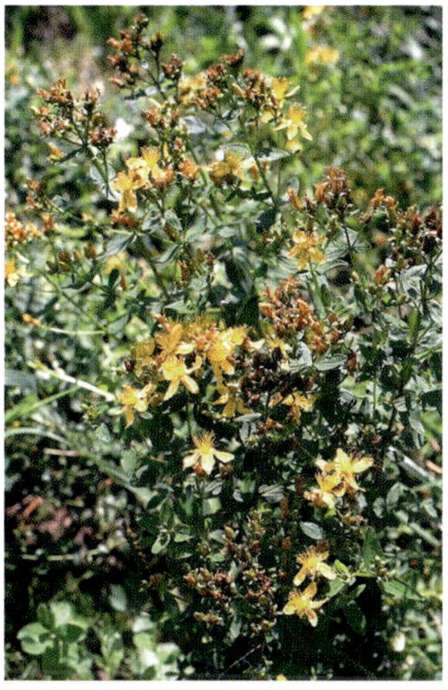

37

JOHANNISKRAUT *(HYPERICUM PERFORATUM)*

Vorkommen: Magere Wiesen und Weiden
Anbau im Garten: sonnig, magerer Boden
Verwendeter Pflanzenteil: Blüten
Sammelzeit/Erntezeit: Mitte Juni bis Ende August
Verwendung: Johanniskrautöl — pur oder als Teil von Cremes und Lotionen
Anmerkung: Immer um die Mittagszeit im prallen Sonnenlicht ernten!

38

SCHWERTLILIE *(IRIS FLORENTINA)*

Vorkommen: Kulturpflanze
Verwendeter Pflanzenteil: Wurzel
Sammelzeit/Erntezeit: Herbst
Verwendung: Körper- und Gesichtspuder; durch Dampfextraktion gewinnt man auch ein wertvolles Öl für Parfums.
Anmerkung: Der Duft entwickelt sich nur bei der getrockneten Wurzel! Ideal ist, die getrocknete Wurzel ein bis zwei Jahre zu lagern und sie dann zu Puder zu zerreiben. Dann ist der Veilchenduft der Lilienwurzel am stärksten!

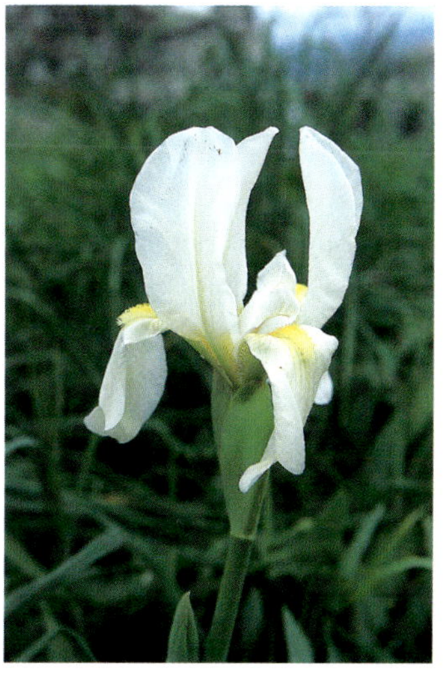

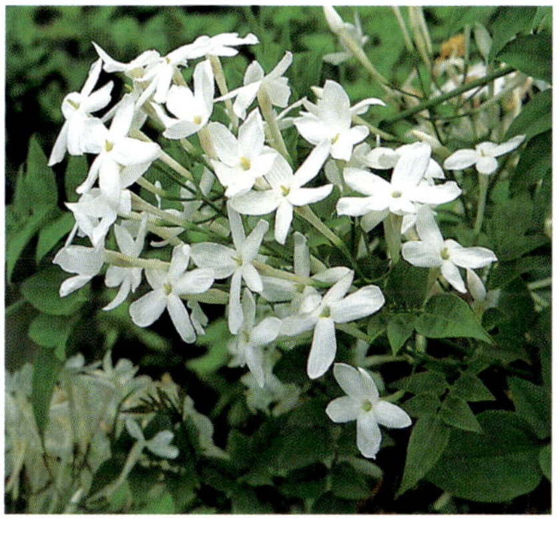

JASMIN *(JASMINUM OFFICINALE)*

39

Vorkommen: Kulturpflanze
Anbau im Garten: Hecken, Beetbegrenzung
Verwendeter Pflanzenteil: Blüten
Sammelzeit/Erntezeit: Juli bis Oktober
Verwendung: Duftwasser, duftender Zusatz zu Lotionen, Cremes, Bädern
Anmerkung: Jasminblüten sollten in der Morgendämmerung gesammelt werden! Ihre Duftstoffe werden durch Enfleurage gewonnen. Der Extrakt wird in Spiritus gelöst und zwei Wochen in die pralle Sonne gestellt.

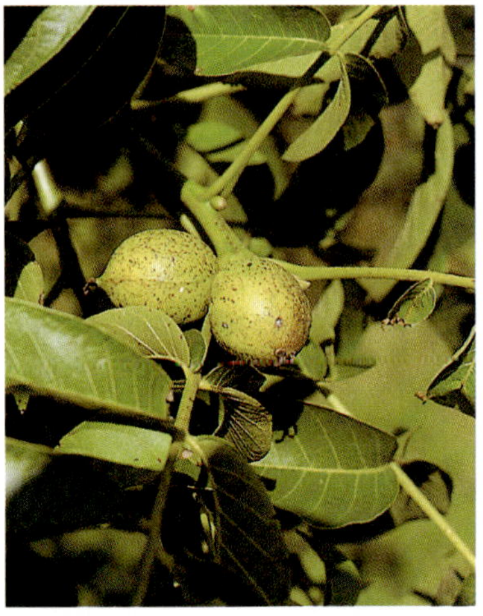

WALNUSSBAUM *(JUGLANS REGIA)*

Vorkommen: Kulturpflanze
Anbau im Garten: Es dauert eine Weile, bis er groß ist. Aber dann ist er ein Segen.
Verwendeter Pflanzenteil: Blätter und grüne Nußschalen
Sammelzeit/Erntezeit: Mitte August bis Ende September
Verwendung: Haarpflegemittel, Haartönung.

40

41

GOLDNESSEL *(LAMIUM GALEOBDOLON)*

Vorkommen: Waldränder, Hecken
Anbau im Garten: anspruchslos, eher an schattigen Plätzen
Verwendeter Pflanzenteil: Blätter und Blüten
Sammelzeit/Erntezeit: Mai und Juni
Verwendung: Öle für Hautpflegemittel
Anmerkung: Blüten und junge Blätter werden gemeinsam in Öl angesetzt!

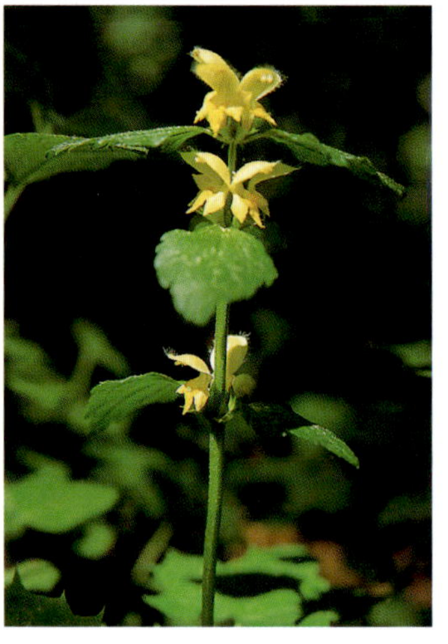

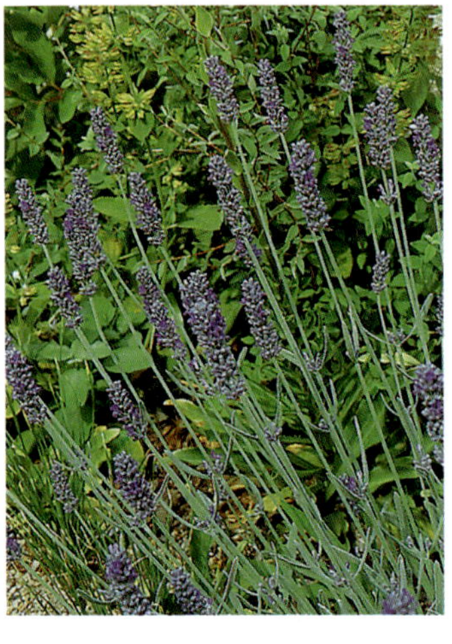

42

LAVENDEL *(LAVENDULA OFFICINALIS)*

Vorkommen: Kulturpflanze
Anbau im Garten: trockener Boden, Sonne
Verwendeter Pflanzenteil: Blüten
Sammelzeit/Erntezeit: Juli und August
Verwendung: Duftwasser, Seifen, Haut- und Haarcremes, Badezusätze.

LIGUSTER *(LIGUSTRUM VULGARE)*

43

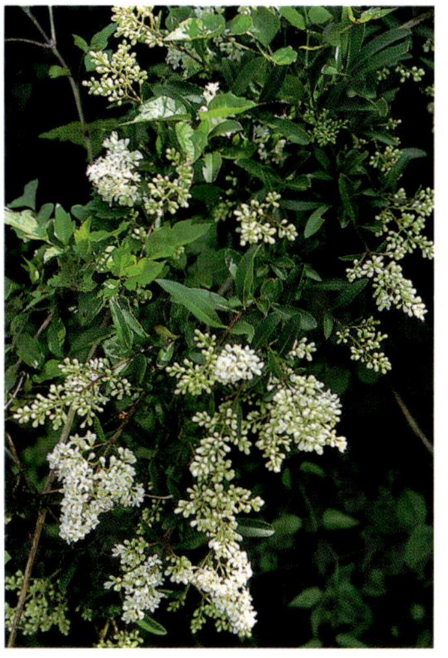

Vorkommen: Hecken, Laubwälder
Anbau im Garten: Halbschatten, kalkiger Boden
Verwendeter Pflanzenteil: Blüten
Sammelzeit/Erntezeit: Juni und Juli
Verwendung: Lotion für Problemhaut
Anmerkung: Der Blütenaufguß mit kochendem Wasser lindert Sonnenbrand und Entzündungen.

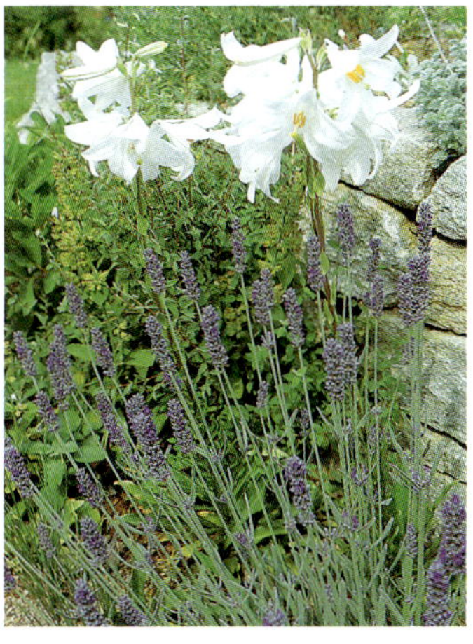

44

WEISSE LILIE *(LILIUM CANDIDUM)*

Vorkommen: Kulturpflanze
Anbau im Garten: viel Sonne, magerer Boden mit Kalk
Verwendeter Pflanzenteil: Blüte, Zwiebel
Sammelzeit/Erntezeit: Juni (Blüte), Oktober (Zwiebel)
Verwendung: Duftwasser, Parfums, Zusatz zu Seifen und Cremes. Zwiebelsaft für Pomade.

APFELBAUM *(MALUS SYLVESTRIS)*

45

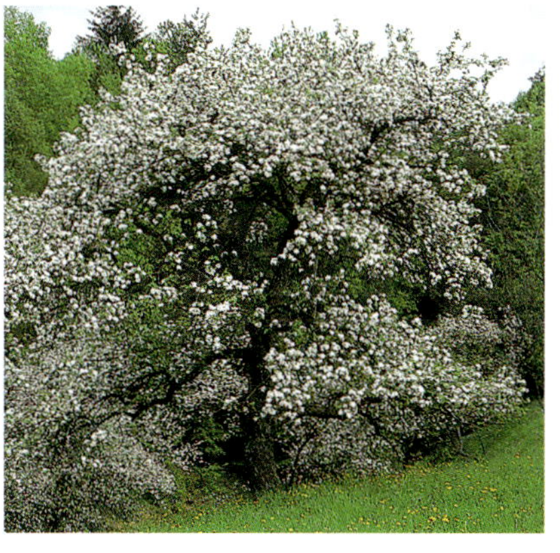

Vorkommen: Kulturpflanze
Verwendeter Pflanzenteil: Früchte
Erntezeit: Herbst
Verwendung: Apfelessig
Anmerkung: Der Pektingehalt des Apfels fördert die Spannkraft der Haut. Apfelessig ist eines der wirkungsvollsten Anti-Falten-Mittel!

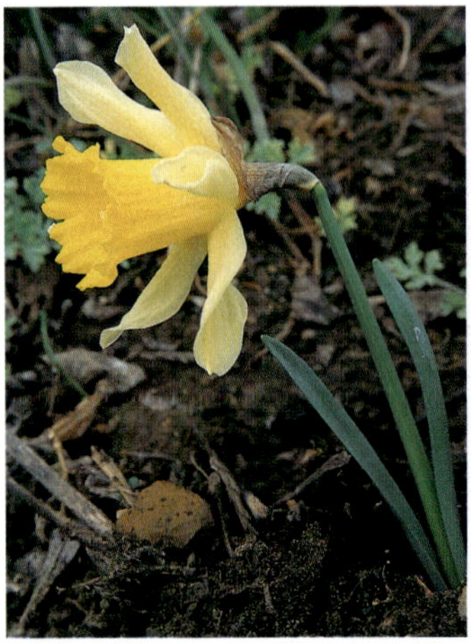

NARZISSE (*NARCISSUS ODORUS*)

Vorkommen: Wiesen und Weiden auf Kalkboden, meist aber als Kulturpflanze
Anbau im Garten: Blumenbeet, Blumenwiese
Verwendeter Pflanzenteil: Blüte
Sammelzeit/Erntezeit: Frühling
Verwendung: Duftwasser, Toilettenwasser, Zusatz zu Cremes und Lotionen
Anmerkung: Das Parfum wird durch Mazeration bei 15 Grad Celsius gewonnen und mit reinem Spiritus aus der Pomade extrahiert.

46

ZITRONENMELISSE (*MELISSA OFFICINALIS*)

47

Vorkommen: Kulturpflanze
Anbau im Garten: volle Sonne, trockener Boden, Platz zum Sichausbreiten; auch als Kübelpflanze gut geeignet.
Verwendeter Pflanzenteil: Blätter
Sammelzeit/Erntezeit: Anfang Juni bis September
Verwendung: Toilettenwasser
Anmerkung: Die frischen Blätter werden in Weingeist angesetzt.

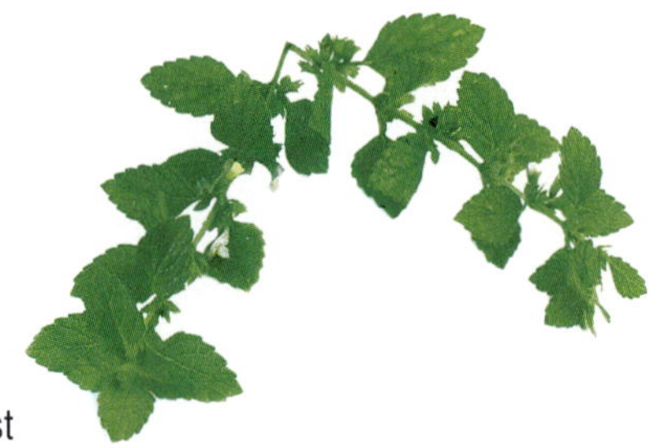

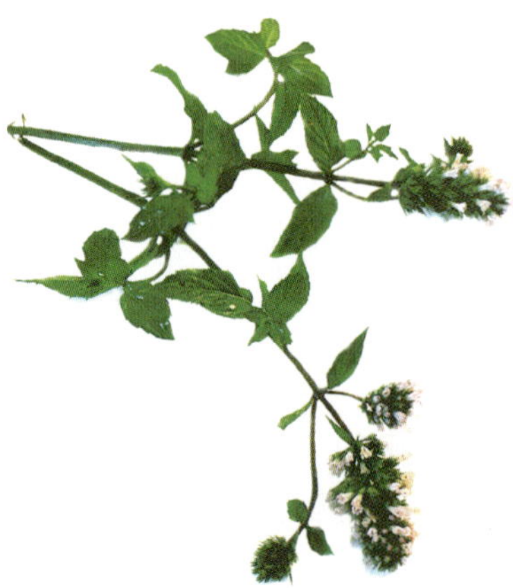

48

PFEFFERMINZE (*MENTHA PIPERITA*)

Vorkommen: Kulturpflanze
Anbau im Garten: anspruchslos, aber sie vermehrt sich stark. Vor der Blüte muß sie daher beschnitten werden. Auch ist es günstig, das Wurzelwachstum durch Bretter oder Steinplatten zu begrenzen.
Verwendeter Pflanzenteil: Blätter und Stengel
Sammelzeit/Erntezeit: vor der Blüte im Juli
Verwendung: Ölextrakt für Seifen und Badezusätze; alkoholischer Auszug der Blätter für Toilettenwasser; getrocknete Blätter als Badezusatz.

STEINKLEE *(MELILOTUS OFFICINALIS)*

Vorkommen: verwilderte Futterpflanze an Feldrainen und auf Brachland
Anbau im Garten: anspruchslos, im Beet
Verwendeter Pflanzenteil: die ganze Pflanze ohne Wurzel
Sammelzeit/Erntezeit: Ende Juni bis August
Verwendung: Toilettenwasser, Lotion gegen Augenfalten und müde Augen.

49

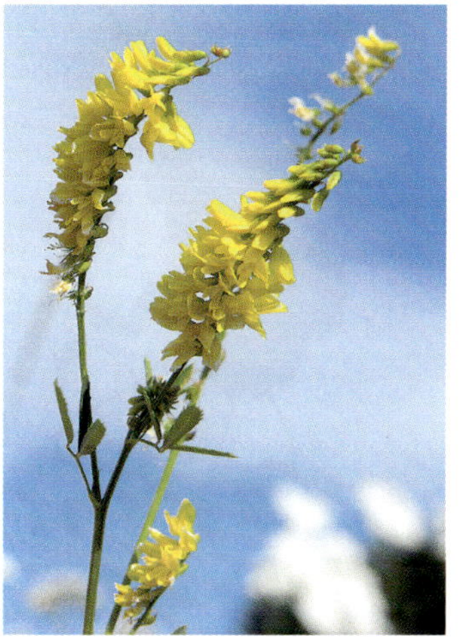

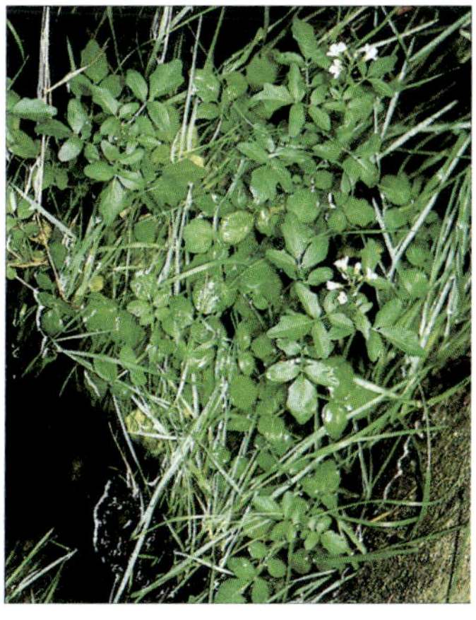

BRUNNENKRESSE *(NASTURTIUM AQUATICUM)*

Vorkommen: Bachränder, Teichufer, feuchte Wiesen
Anbau im Garten: beim Gartenteich, aber besser in sehr feucht gehaltenen Kübeln oder Balkonkistchen
Verwendeter Pflanzenteil: Blätter
Sammelzeit/Erntezeit: Frühling bis Herbst
Verwendung: reinigende und klärende Lotionen
Anmerkung: Aus der frischen Pflanze wird in nur leicht köchelndem Wasser ein Aufguß hergestellt, der die Gesichtshaut weich und glatt macht und rauhe Stellen verschwinden läßt.

50

KATZENMINZE *(NEPETA CATARIA)*

Vorkommen: magere Wiesen, Hecken und Heide
Anbau im Garten: viel Sonne, sonst anspruchslos
Verwendeter Pflanzenteil: ganze Pflanze ohne Wurzel
Sammelzeit/Erntezeit: den ganzen Sommer über
Verwendung: Shampoo gegen Schuppen und für seidigen Glanz des Haares
Anmerkung: Es wird von der ganzen, frischen Pflanze ein Absud hergestellt.

51

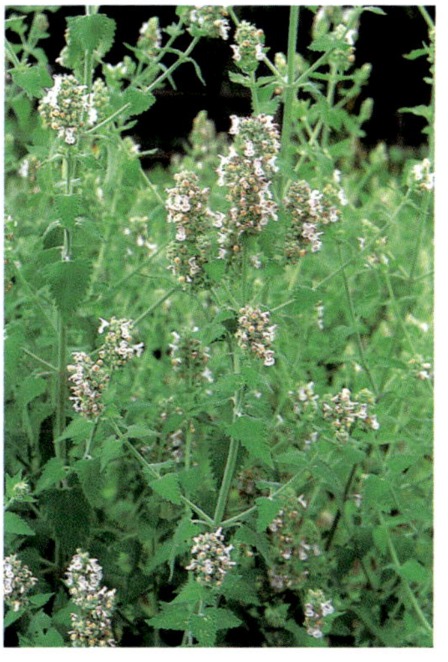

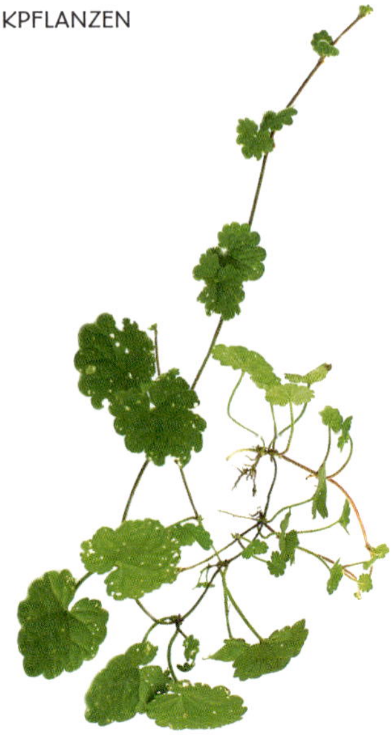

52

Gundelrebe *(Glechoma hederaceum)*

Vorkommen: im Wald und unter Hecken im Halbschatten
Anbau im Garten: Die immergrüne Pflanze ist anspruchslos, verträgt aber keine pralle Sonne.
Verwendeter Pflanzenteil: Blüten und Blätter samt Stengel
Sammelzeit/Erntezeit: Ende Juni bis Anfang September
Verwendung: reinigende Gesichtswasser
Anmerkung: Die ganze Pflanze kann gut getrocknet werden!

53

Duftpelargonie *(Pelargonium capitatum)*

Vorkommen: Gartenpflanze, Balkonpflanze
Verwendeter Pflanzenteil: Blätter
Sammelzeit/Erntezeit: den ganzen Sommer über
Verwendung: Duftwasser, Parfums, Toilettenwasser; duftender Zusatz zu Cremes und Seifen
Anmerkung: Es gibt mehrere verschiedene Duftpelargonienarten mit unterschiedlichen Aromen! Die genannte P. capitatum sowie die P. graveolens duften intensiv nach Rosen, die P. tomentosum nach Minze, P. citronellum und P. crispum nach Zitrone und P. odoratissimum nach Apfel.

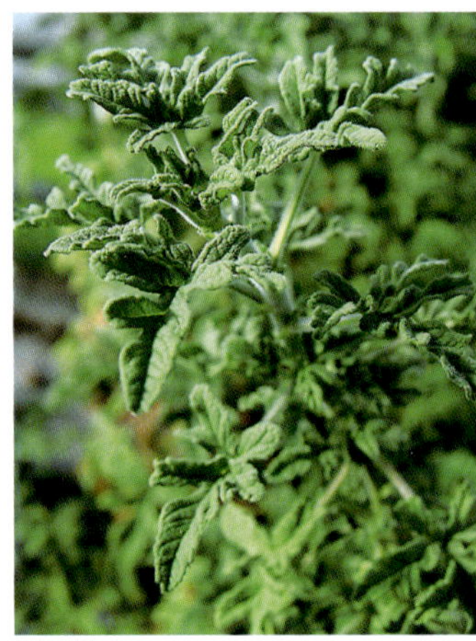

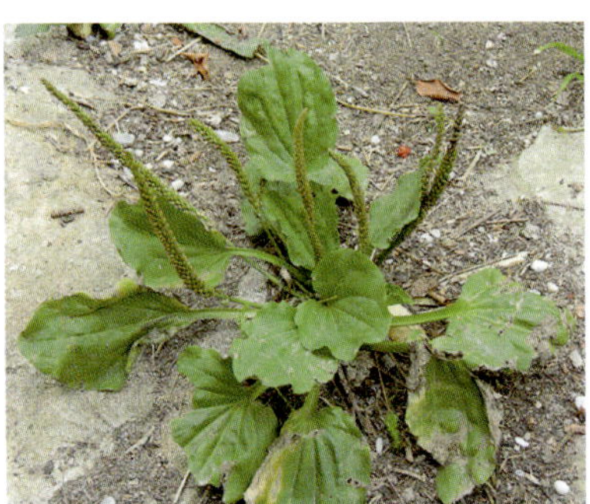

54

Breitwegerich *(Plantago major)*

Vorkommen: Wegränder, Brachland
Anbau im Garten: anspruchslos, wächst meist (fast) „von selbst"
Verwendeter Pflanzenteil: Blätter, Blattstiele
Sammelzeit/Erntezeit: den ganzen Sommer über
Verwendung: reinigende und hautklärende Lotionen
Anmerkung: Die in Milch kurz aufgekochten Blätter ergeben einen vorzüglichen Hautklärer.

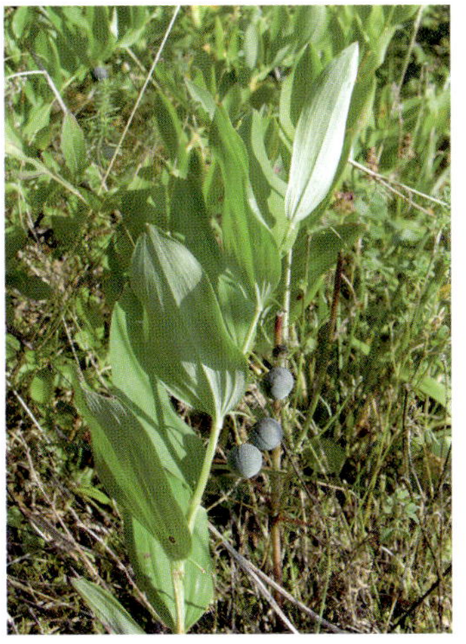

WEISSWURZ (SALOMONSSIEGEL) 55

(POLYGONATUM MULTIFLORUM)

Vorkommen: lichte Laubwälder
Anbau im Garten: nicht in der prallen Sonne
Verwendeter Pflanzenteil: Blüten
Sammelzeit/Erntezeit: Mai bis Juli
Verwendung: Gesichtswasser für frischen, glatten Teint.

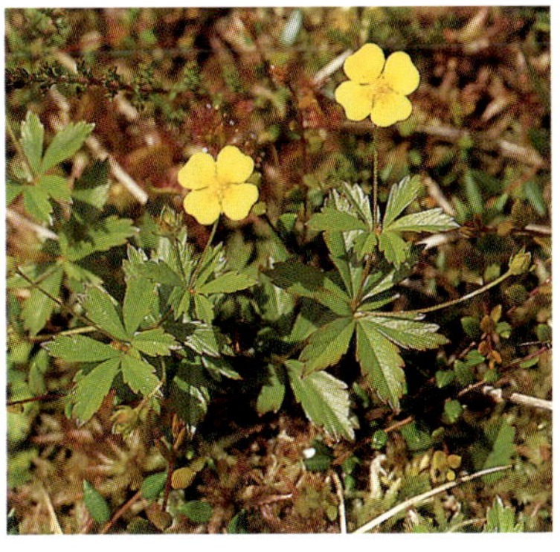

BLUTWURZ *(POTENTILLA TORMENTILLA)* 56

Vorkommen: feuchte Wiesen, lichte Wälder
Anbau im Garten: Halbschatten, feuchter, torfiger Boden
Verwendeter Pflanzenteil: Wurzel
Sammelzeit/Erntezeit: Spätsommer
Verwendung: adstringierendes (zusammenziehendes) Gesichtswasser, Zusatz zu Hautcremes
Anmerkung: Die Wurzel kann in wenig Wasser gekocht werden. Den rohen Wurzelsaft gewinnt man am einfachsten mit dem Entsafter.

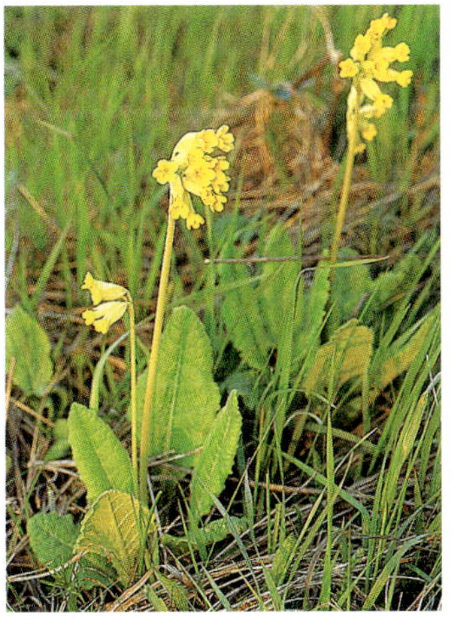

SCHLÜSSELBLUME *(PRIMULA VERIS)* 57

Vorkommen: offene Wiesen und Böschungen
Anbau im Garten: auf allen freien Wiesenflächen
Verwendeter Pflanzenteil: Blüte
Sammelzeit/Erntezeit: Anfang April bis Mai
Verwendung: Zusatz zu Hautcremes und -lotionen
Anmerkung: Die Blüten werden in Weizenkeimöl angesetzt. Personen, die unter einer Primel-Allergie leiden, sollten aber die Finger davon lassen!

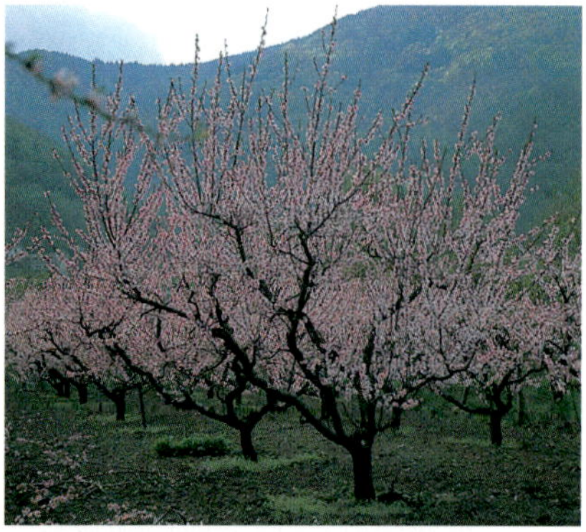

PFIRSICH *(PRUNUS PERSICA)*

Vorkommen: Obstbaum
Anbau im Garten: in sonnigen, offenen Lagen mit feuchtem und saurem Boden
Verwendeter Pflanzenteil: Frucht
Sammelzeit/Erntezeit: August
Verwendung: Gesichtspackung

58

MARILLE *(APRIKOSE)*

59

(PRUNUS ARMENIACA)

Vorkommen: Obstbaum
Anbau im Garten: sonnige Lage, am besten an der Hausmauer
Verwendeter Pflanzenteil: Blüten, Früchte
Sammelzeit/Erntezeit: Blüten im April, Früchte im Juli
Verwendung: Blüten im Ölauszug für pflegende Lotionen und Cremes, das gemuste Fruchtfleisch als Gesichtspackung für trockene und entzündliche Haut.

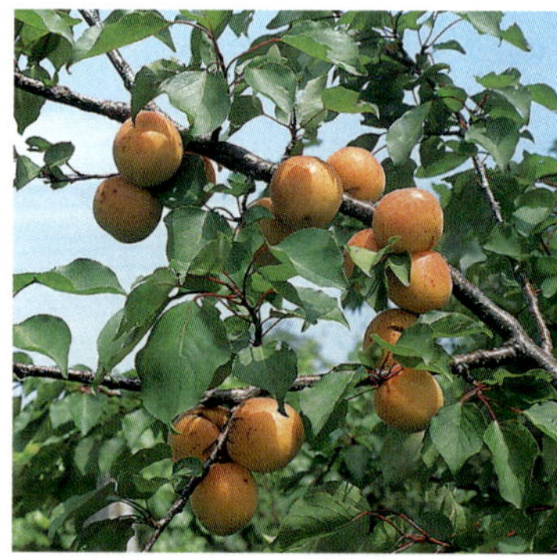

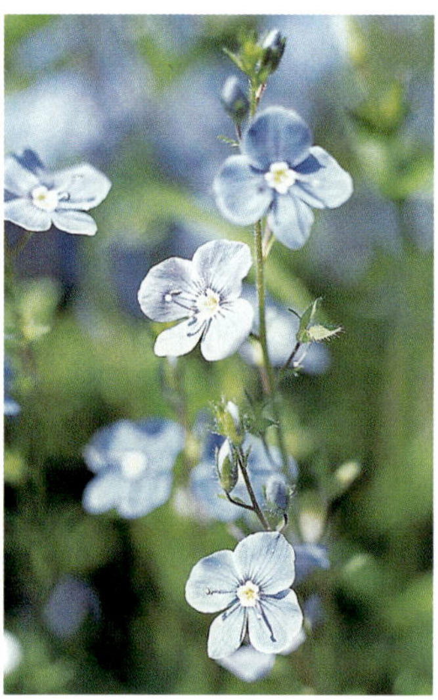

60

EHRENPREIS *(VERONICA BECCABUNGA)*

Vorkommen: magere Wiesen, lichte Laub- und Mischwälder
Anbau im Garten: im Halbschatten, auch als Beetumrandung
Verwendeter Pflanzenteil: das ganze blühende Kraut
Sammelzeit/Erntezeit: Mitte Juni bis August
Verwendung: Alkoholischer Auszug oder Absud als reinigender und pflegender Zusatz für Hautcremes und -lotionen. Gegen Akne und Pickel als Aufguß „pur" verwenden!

STIELEICHE *(QUERCUS ROBUR)*

61

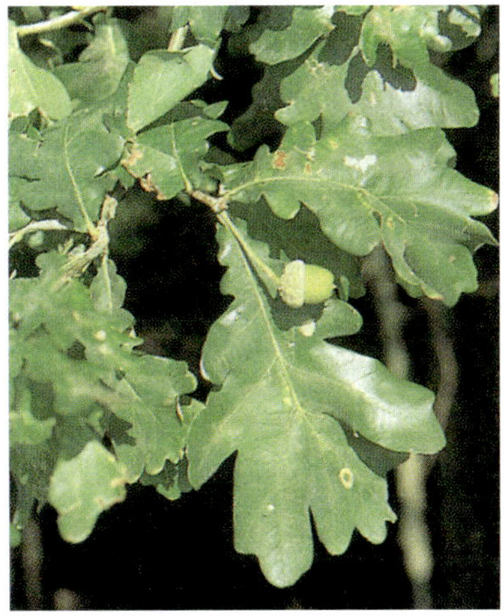

Vorkommen: lichte Wälder
Verwendeter Pflanzenteil: Blätter
Sammelzeit/Erntezeit: Sommer
Verwendung: Absud der Blätter als adstringierender (zusammenziehender) Zusatz zu Hautcremes und -lotionen
Anmerkung: Aus den auf Eichenblättern häufig zu findenden Gallen der Gallwespen läßt sich durch Auskochen ein Farbstoff gewinnen, der die Haare gleichmäßig und satt schwarz färbt!

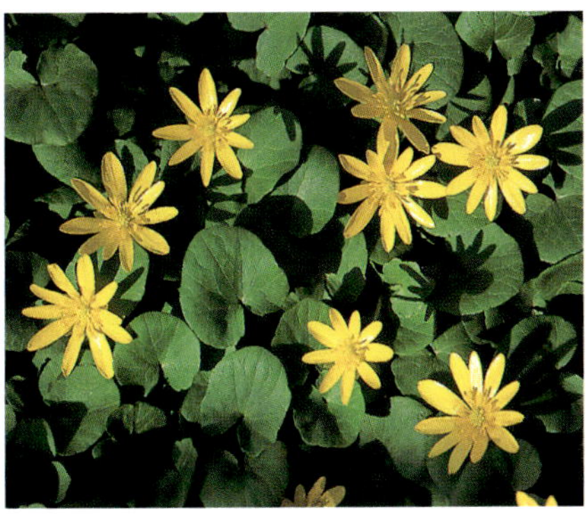

62

SCHARBOCKSKRAUT *(RANUNCULUS FICARIA)*

Vorkommen: in feuchten Wäldern, auf sumpfigen Wiesen
Anbau im Garten: Teichrand, Kübelpflanze
Verwendeter Pflanzenteil: die ganze Pflanze ohne Wurzel
Sammelzeit/Erntezeit: März, April
Verwendung: Gesichtswasser gegen Falten und große Poren
Anmerkung: Wegen der Schärfe nur das getrocknete Kraut verwenden!

63

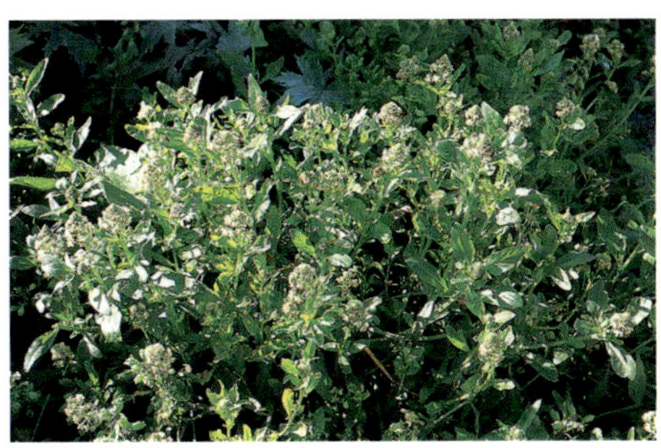

GARTENRESEDA *(RESEDA ODORATA)*

Vorkommen: Kulturpflanze, Balkonblume
Verwendeter Pflanzenteil: Blüten
Sammelzeit/Erntezeit: Hochsommer
Verwendung: Duftwasser, Parfums, duftende Zusätze zu Seifen und Lotionen.

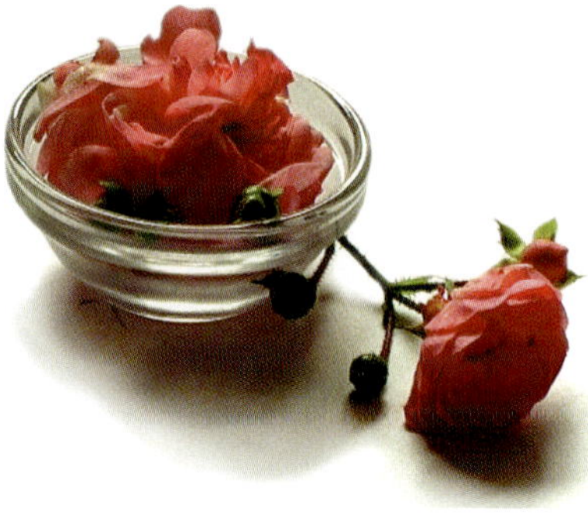

Essigrose (*Rosa gallica officinalis*) 64

Vorkommen: Kulturpflanze
Verwendeter Pflanzenteil: Blütenblätter
Sammelzeit/Erntezeit: Sommer
Verwendung: Duftwasser, Toilettenwasser, Zusatz zu Cremes, Seifen, Badeölen
Anmerkung: Die Essigrose ist quasi die europäische „Ur-"Rose. Natürlich können die Kronblätter aller duftenden Rosenzüchtungen genauso wie die der Essigrose getrocknet und verwendet werden.

Rosmarin (*Rosmarinus officinalis*) 65

Vorkommen: Kulturpflanze
Anbau im Garten: nicht winterhart, sollte erst nach den Eismännern ins Freie; auch als Balkon- und Terrassenpflanze in Kübeln oder Kistchen!
Verwendeter Pflanzenteil: Blätter und Triebspitzen
Sammelzeit/Erntezeit: Anfang Mai bis August
Verwendung: Duftwasser, Rasierwasser, Toilettenwasser mit „männlicher" Note, geruchsbindende Fußbäder, Zusatz zu Haarshampoos, Seifen, Cremes, Lotionen — besonders gut für dunkles, fettiges Haar und für fette Problemhaut
Anmerkung: Der Auszug kann je nach Verwendungszweck in Weingeist oder in Öl erfolgen.

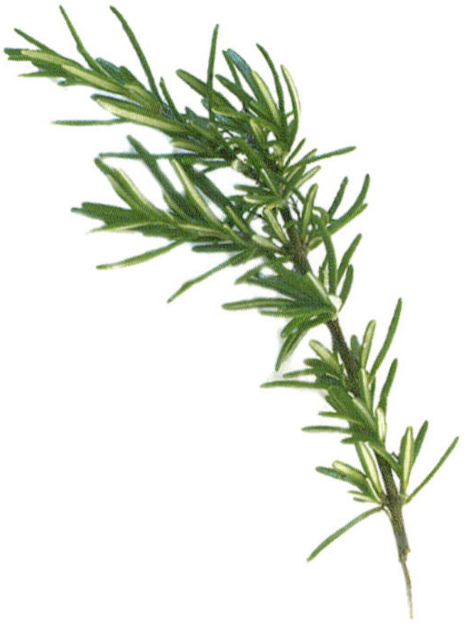

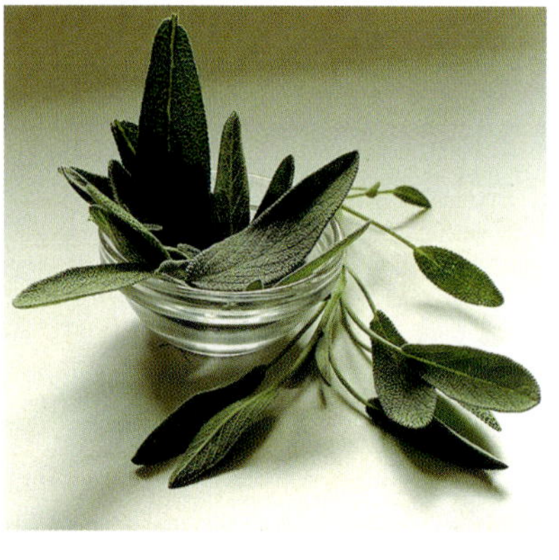

Salbei (*Salvia officinalis*) 66

Vorkommen: Kulturpflanze
Anbau im Garten: pralle Sonne, sandiger Boden, viel Platz
Verwendeter Pflanzenteil: Blätter und Triebspitzen
Sammelzeit/Erntezeit: Frühsommer
Verwendung: dunkle Haartönung; Auszug in Weizenkeimöl als Frisiermittel, das dem Haar seidigen Glanz verleiht.
Anmerkung: Blätter und Triebspitzen werden getrocknet und in Kartons aufbewahrt.

SCHWARZER HOLUNDER *(SAMBUCUS NIGRA)*

Vorkommen: an Mauern, als Hecken, im lichten Wald und am Waldrand
Anbau im Garten: anspruchsloser und widerstandsfähiger Strauch
Verwendeter Pflanzenteil: Blüten
Sammelzeit/Erntezeit: Frühsommer
Verwendung: Holunderblütenwasser als Teil von Gesichtslotionen, Pflegecremes und -lotionen, Seifen und Badezusätzen, Rasierwasser
Anmerkung: Die Blüten können frisch oder getrocknet verwendet werden. Auch die getrockneten Blüten halten ihren Duft!

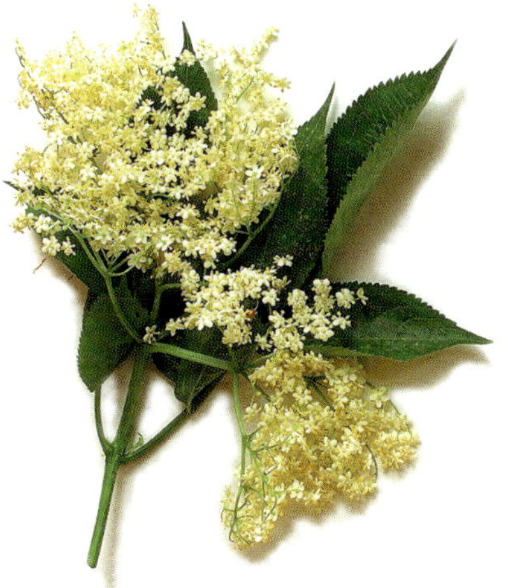

67

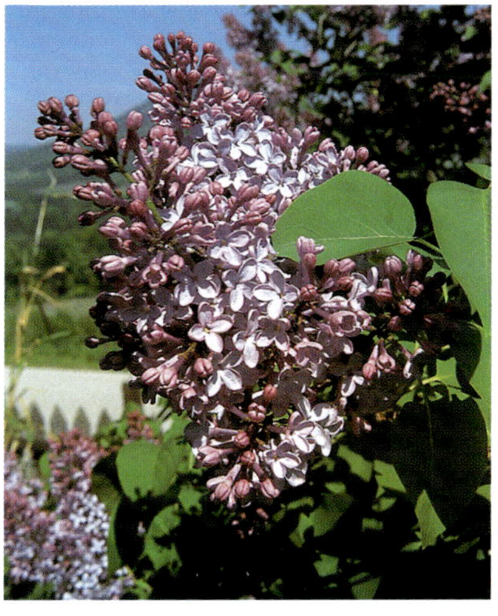

FLIEDER *(SYRINGA VULGARIS)*

Vorkommen: Kulturpflanze, teils auch verwildert
Verwendeter Pflanzenteil: Blüten
Sammelzeit/Erntezeit: Frühsommer
Verwendung: Duftwasser, duftender Zusatz zu Cremes, Lotionen, Seifen.

68

GOLDRUTE *(SOLIDAGO VIRGAUREA)*

Vorkommen: lichte Laubwälder, Heide- und Brachland
Anbau im Garten: nicht in der prallen Sonne, sonst ohne Ansprüche
Verwendeter Pflanzenteil: Blätter
Sammelzeit/Erntezeit: Juli, August
Verwendung: öliger Auszug der Blätter als pflegender Zusatz zu Hautcremes und -lotionen, besonders bei gereizter Haut, Sonnenbrand und jugendlicher Problemhaut.
Anmerkung: Die Blätter können auch getrocknet und dann bei Bedarf in Öl angesetzt werden.

69

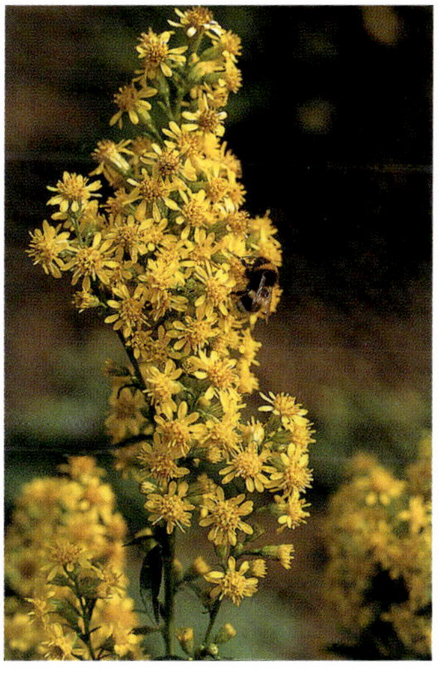

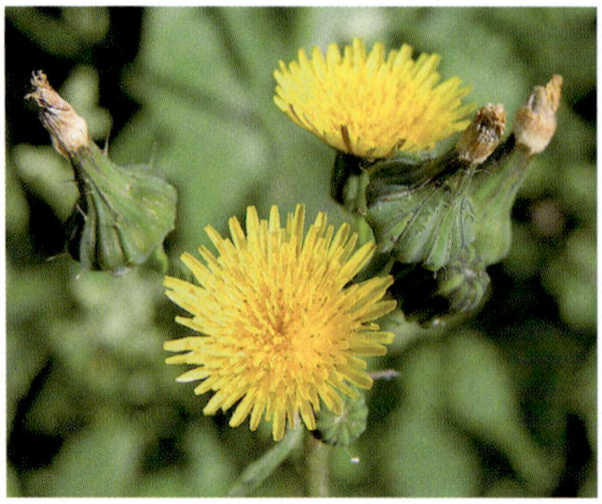

70

GÄNSEDISTEL *(SONCHUS OLERACEUS)*

Vorkommen: weitverbreitete Sonnenanbeterin
Anbau im Garten: pralle Sonne, magerer Boden
Verwendeter Pflanzenteil: Stengel und krautige Teile
Sammelzeit/Erntezeit: Hochsommer
Verwendung: Der mit Wasser verdünnte milchige Saft der Stengel als wirkungsvolle und milde Reinigungsmilch für Gesicht und Hals, der Preßsaft aus Stengel und Kraut als pflegender Zusatz zu Cremes und Lotionen.

VOGELMIERE *(STELLARIA MEDIA)*

71

Vorkommen: Brachland, Feldraine
Anbau im Garten: sonniger Platz auf magerem Boden
Verwendeter Pflanzenteil: ganze Pflanze ohne Wurzel
Sammelzeit/Erntezeit: Sommer
Verwendung: öliger Auszug als pflegender Zusatz zu Hautcremes und -lotionen; Absud der Blätter gegen Pickel und Mitesser.

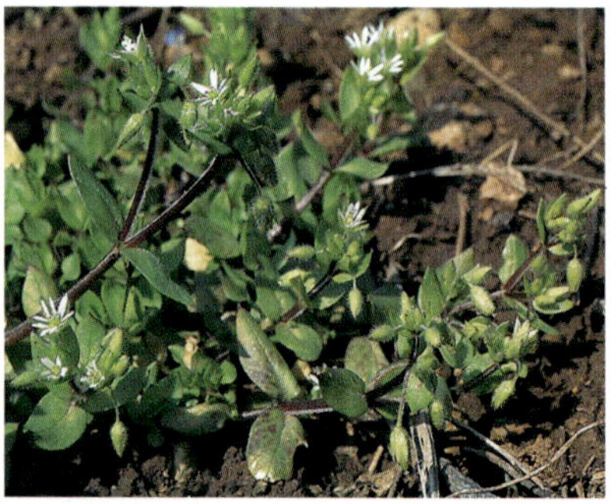

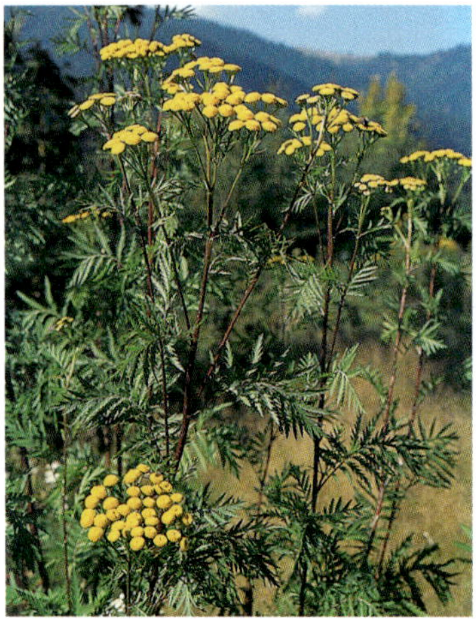

RAINFARN *(TANACETUM VULGARE)*

72

Vorkommen: Waldränder, Hecken, Brachland
Anbau im Garten: magerer Boden, Halbschatten; wuchert stark
Verwendeter Pflanzenteil: Blätter
Sammelzeit/Erntezeit: den ganzen Sommer über
Verwendung: pflegender Zusatz zu Hautcremes und -lotionen
Anmerkung: Die frischen Blätter können für die Weiterverarbeitung als Ölauszug zwei Wochen in Weizenkeimöl angesetzt werden. Werden sie dagegen mehrere Tage in Buttermilch eingeweicht, liefern sie eine wohltuende Hautmilch für trockene Haut.

Löwenzahn *(Taraxacum officinale)*

Vorkommen: Wiesen, Weiden, Wegränder, Brachland
Verwendeter Pflanzenteil: Wurzel
Sammelzeit/Erntezeit: Anfang September bis Mitte Oktober
Verwendung: Wurzelabsud gegen unreine Haut; Zusatz zu Cremes und Lotionen.

73

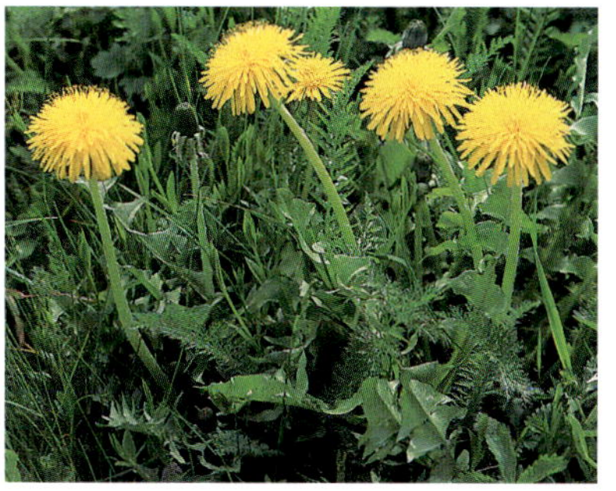

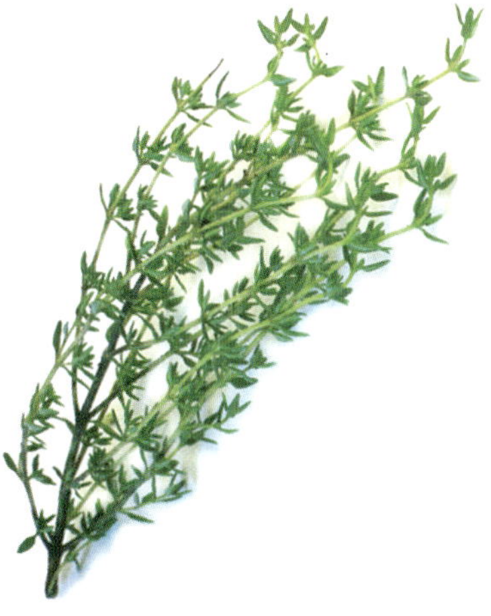

74

Thymian *(Thymus vulgaris)*

Vorkommen: klassisches Kraut im Küchengarten
Verwendeter Pflanzenteil: Blüten, Blätter
Sammelzeit/Erntezeit: Hochsommer
Verwendung: Haarspülmittel gegen Schuppen; duftender Zusatz zu Seifen, Cremes und Shampoos
Anmerkung: Sobald der Thymian zu blühen beginnt, sollte er auf ein Drittel zurückgeschnitten werden. Das ist auch die beste Gelegenheit für die „Ernte".

Sommerlinde *(Tilia europaea)*

75

Vorkommen: Waldränder, Alleen, Parks
Verwendeter Pflanzenteil: Blüten
Sammelzeit/Erntezeit: Frühsommer
Verwendung: Gesichtswasser, das Sommersprossen mildert; After-shave
Anmerkung: Die Blüten müssen rasch nach der Ernte verarbeitet — getrocknet oder für alkoholischen Auszug angesetzt — werden, sonst beginnen sie zu gären.

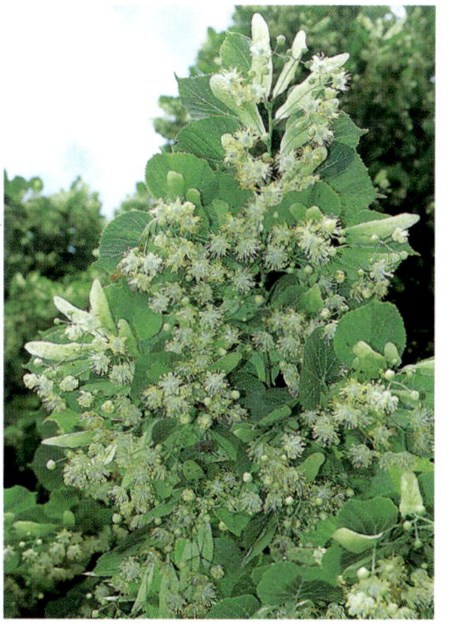

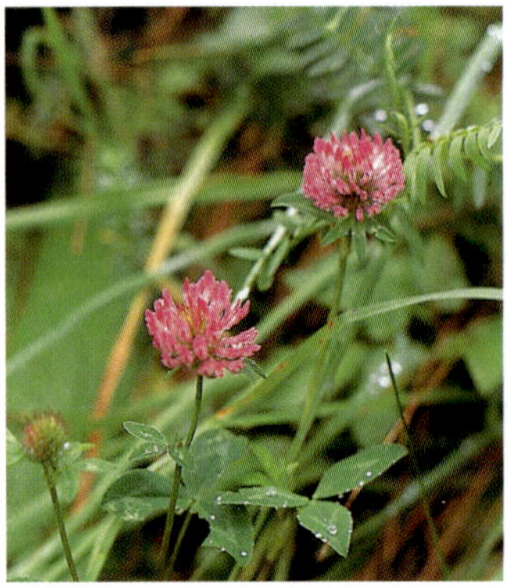

76

Wiesenklee *(Trifolium pratense)*

Vorkommen: Futterpflanze
Verwendeter Pflanzenteil: Blüten
Sammelzeit/Erntezeit: zur vollen Blüte im Mai
Verwendung: Blütenextrakt gegen schrundige Gesichtshaut; Zusatz zu Hautcremes und -lotionen.

77

Brennessel *(Urtica dioica)*

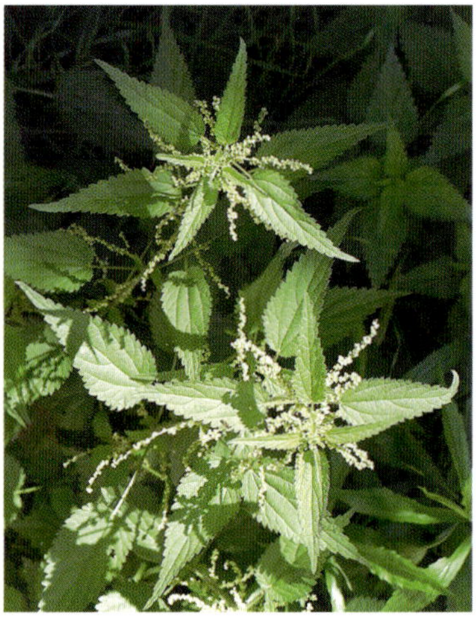

Vorkommen: fast überall auf nicht kultiviertem Boden
Verwendeter Pflanzenteil: Blätter
Sammelzeit/Erntezeit: Anfang April bis September
Verwendung: Die in Weingeist angesetzten Blätter sind die Basis für das Brennessel-Haarwasser. Auch als Zusatz zu Shampoos.
Anmerkung: Der Brennesseltee bietet sich für eine Entschlackungskur im Frühling an. Man verwendet dafür frische junge Blätter, gießt sie mit kochendem Wasser auf und läßt sie etwa zehn Minuten ziehen. Vier Tassen täglich über einen Zeitraum von zwei Wochen — das befreit den Körper von den Schlakken des Winters und tut auch der Haut gut!

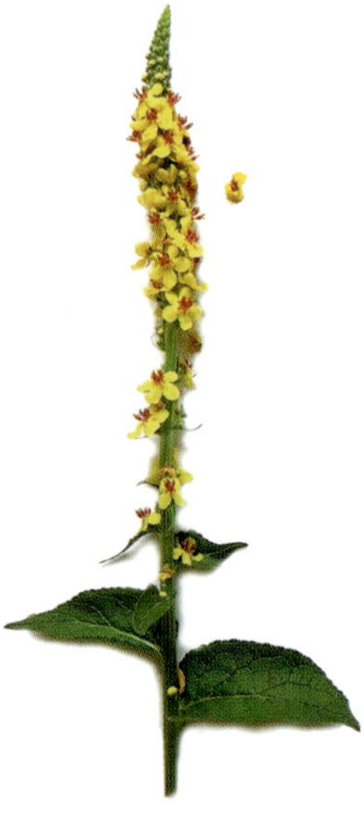

78

Kleinblütige Königskerze *(Verbascum thapsus)*

Vorkommen: lehmige Sandböden in sonniger, windgeschützter Lage
Anbau im Garten: nicht nur nützlich, auch wunderschön. Der Pflanzabstand sollte einen halben Meter betragen!
Verwendeter Pflanzenteil: Blüte
Sammelzeit/Erntezeit: Juli und August
Verwendung: Bleichmittel für blondes Haar; Zusatz zu Shampoos und Haarspülungen.

Eisenkraut *(Verbena officinalis)*

79

Vorkommen: Brachland mit sandigem Boden, Schutthalden
Anbau im Garten: sonniger Platz, durchlässiger Boden
Verwendeter Pflanzenteil: ganze blühende Pflanze ohne Wurzel
Sammelzeit/Erntezeit: Juli und August
Verwendung: alle Arten von Haarpflegemitteln. Soll sogar die Glatzenbildung stoppen können!

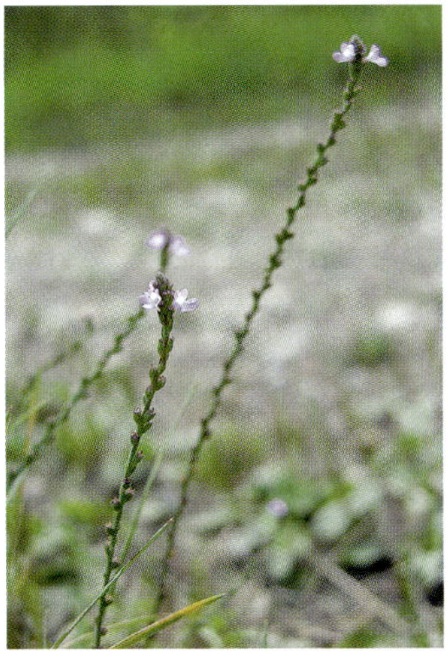

Wildwachsende sammeln oder selbst ziehen?

Manche der Pflanzen, die uns die Grundstoffe für Kosmetika liefern, wachsen auch heute noch in erfreulichen Mengen. Andere wieder sind durch das Abhandenkommen ihrer bevorzugten Umgebung fast verschwunden oder stehen überhaupt unter Naturschutz. Allgemein kann man sagen: Alles, was man braucht, wächst in der freien Natur. Wenn auch nicht überall und selten im Übermaß.

Aber: Alles, was man braucht, läßt sich auch im Garten ziehen. Oft sogar in einem Kübel auf Balkon oder Terrasse, und manches sogar in einem Blumenkisterl auf dem Fensterbrett. Die für die Kosmetik benötigten Pflanzen selbst zu ziehen, bietet neben dem Schutz für deren freilebende Vettern und Basen eine Reihe weiterer Vorteile. So weiß man bei selbstgezogenen Pflanzen immer, welchen Einflüssen sie ausgesetzt sind. Sammelt man Pflanzen auf einer Bauernwiese, weiß man nicht, ob und womit diese Wiese gedüngt wurde oder ob nicht in Windrichtung ein Feld mit Pestiziden besprüht wurde. Zudem braucht man viel Zeit, um die Pflanzen einerseits zu finden und andererseits auch noch den richtigen Zeitpunkt für die Ernte der Blüten oder Blätter zu nutzen. Viel einfacher ist es da schon, sie im eigenen Garten oder auf dem Balkon zu haben. Man kann ihr Wachstum beobachten, kann die beste Zeit für die Ernte nutzen, hat sie immer verfügbar – und kann sich auch noch an ihnen erfreuen. Denn die meisten Pflanzen, die so freizügig die Basis für Gesundheit und Schönheit liefern, sind auch selbst wunderschön.

Bei selbstgezogenen Pflanzen lassen sich die Einflüsse auf die Pflanze weitgehend bestimmen. Sammelt man wildwachsende, ist es wichtig, nur Teile von völlig gesunden Pflanzen zu nehmen. Verfärbungen an Blüten oder Blättern, auch wenn sie nur Punktgröße haben, oder gar abgestorbene Pflanzenteile sind das Signal, die Finger von dieser Pflanze zu lassen. Außerdem muß bei der Wildsammlung der Grundsatz gelten, immer nur wenige Blüten oder Blätter von einer einzelnen Pflanze zu nehmen. Denn die Pflanze soll auch nach Ihrem Besuch noch unbeschwert weiterleben können. Auch sollte man nur dort sammeln, wo diese Pflanzenart reichlich vorkommt. Das gilt besonders dann, wenn das ganze Kraut oder die Wurzeln einer Pflanze benötigt werden.

DER KRÄUTERGARTEN ALS „KOSMETIKGARTEN“

Auch im kleinsten Garten ist Platz für einen Kräutergarten, der neben den Gewürzen für die Küche auch noch die meisten Grundstoffe für die Körperpflege liefert. Viele Quadratmeter im Garten werden oft einem – ständig bis zur Narbe abgemähten – Rasen gewidmet, einer Mini-Monokultur, die keiner einzigen Biene und keinem Schmetterling auch nur einen Tropfen Nektar überläßt. Für einen Kräutergarten, der eine durchschnittliche vier- bis fünfköpfige Familie mit allem versorgt, was sie für Küche und Badezimmer braucht, und dazu noch Schwärme von Insekten durchfüttert, reichen weniger als zehn Quadratmeter. Für Gartenbesitzer ist die Frage nach dem Kräuter- und Kosmetikgarten also sicher keine Platzfrage.

Einige Punkte sind bei der Anlage dieses segensreichen Fleckchens Natur zu beachten. Grundsätzlich sollte der sonnigste, wärmste und am besten vor dem Wind geschützte Platz jener für den Kräutergarten sein. Die meisten Pflanzen, die wir für die Kosmetik benötigen, lieben die pralle Sonne. Und die wenigen, die sich im Halbschatten wohler fühlen, finden sicher ein Plätzchen am Rand, das diesem Bedürfnis entgegenkommt. Wichtig ist auch ein guter Wasserabzug, weil die meisten Kosmetikpflanzen recht empfindlich auf Staunässe reagieren und selbst winterharte Gattungen an solchen Stellen im Winter erfrieren können. Neben viel Sonne brauchen die meisten Kosmetikpflanzen einen mageren, wenig gedüngten, humosen und lockeren Boden.

Gute Plätze für Kräuterbeete sind am Rand des Gemüsegartens oder an der Hauswand. Für jene Pflanzen, die ihre ursprüngliche Heimat im Mittelmeerraum haben, ist ein Trog oder Kübel meist günstiger als ein fester Platz im Beet.

In den alten Klostergärten wurden die Kräuterbeete meist als einheitliches rechteckiges Beet angelegt. Zudem findet man dort manchmal eine sehr platzsparende Form des Kräuterbeets, die Kräuterspirale. Und diese Form des Kräutergartens verdient eine genauere Betrachtung.

Die Kosmetikpflanzenspirale

Auf wenig Boden eine Vielzahl an Kosmetikpflanzen zu ziehen und das auch noch in einer sehr dekorativen Form – diese Möglichkeit bietet die Spirale. Den Wünschen ihres Bewuchses gemäß sollte es hiefür die sonnigste und wärmste Stelle im Garten sein. Alle anderen Bedingungen ergeben sich dann aus dem Bau der Spirale von selbst.

Auf einer annähernd kreisförmigen Grundfläche von knapp drei Metern Durchmesser wird eine flache Grube ausgehoben und mit einer dikken Schicht Kies gefüllt. Diese Schicht dient der Drainage und verhindert so die von den meisten Kosmetikpflanzen so verabscheute Staunässe.

Auf der Kiesschicht markiert man sodann mit Steinen eine Spirale. Sie beginnt außen und windet sich nach innen zum Mittelpunkt, wie ein Schneckenhaus. Im Mittelpunkt der Spirale kann man mit Steinen einen kleinen Hügel errichten. Die Flächen zwischen den Steinreihen füllt man wiederum mit Kies oder auch mit gröberem Schotter. Der Mittelpunkt sollte jedenfalls einen rund Halbmeter hohen Hügel bilden.

Die in den Bahnen der Spirale entstandenen Flächen füllt man mit verschiedenen Erdmischungen. Im untersten Teil eine Halbe-halbe-Mischung aus Gartenerde und Kompost, im mittleren Teil eine Mischung aus einem Drittel Kompost und zwei Dritteln Erde, im oberen Teil eine aus je einem Drittel Kompost, Erde und Sand. So steht für alle Ansprüche Ihrer Kosmetikpflanzen der ideale Boden zur Verfügung. Außerdem ist es sehr nützlich – und auch sehr schön –, an einer Seite der Spirale einen kleinen Teich oder Tümpel anzulegen. Er sorgt einerseits für entsprechende Luftfeuchtigkeit an heißen Tagen und bietet andererseits auch die Möglichkeit, jenen Pflanzen beste Bedingungen zu bieten, die in der freien Natur sumpfige Wiesen, Bachufer oder Teichränder bevorzugen. Mit Teichfolie, Sand und Steinen läßt sich so ein Kleinbiotop rasch und ohne viel Aufwand errichten.

Die Spirale wird schließlich, den Bodenansprüchen der jeweiligen Gewächse entsprechend, bepflanzt. Außen bekommen jene ihren Platz, die Feuchtigkeit und satten Boden mögen. Nach innen und zum Mittelpunkt zu folgen jene, die es lieber mager bevorzugen.

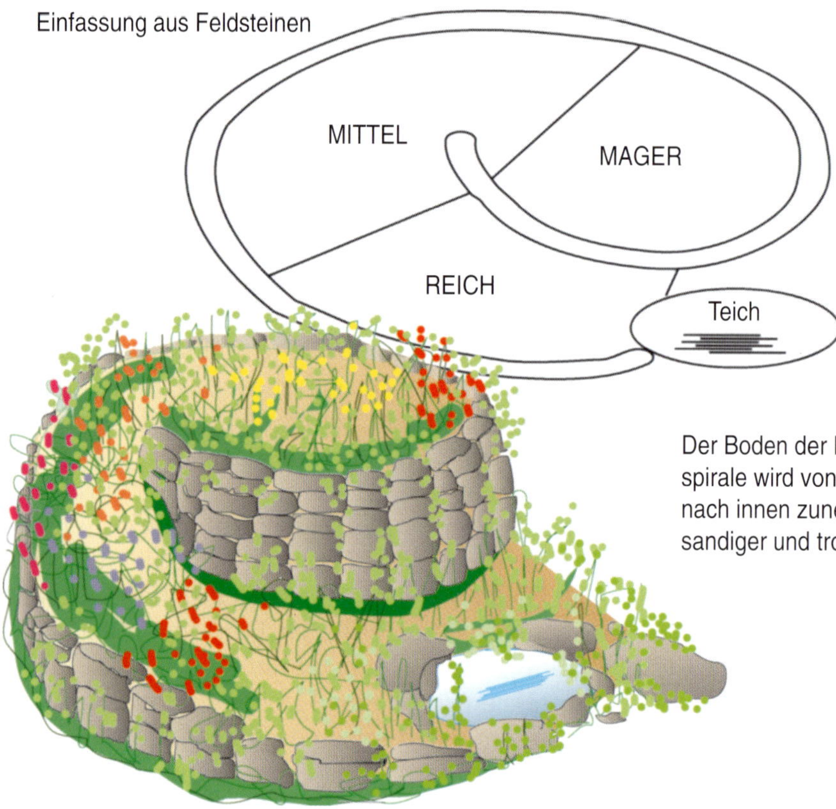

Der Boden der Kräuterspirale wird von außen nach innen zunehmend sandiger und trockener.

Neben ihrer platzsparenden und ästhetischen Funktion bietet die Spriale auch den Vorteil einer mühelosen Ernte. Der Durchmesser ist gerade so groß, daß man mit gestreckten Armen auch noch die Pflanzen im erhöhten Mittelpunkt erreichen kann. Und wer diesen Platz etwas größer gestalten will, muß eben für Trittsteine innerhalb der Spirale sorgen.

TERRASSE UND BALKON ALS KOSMETIKGARTEN

Die meisten Wildkräuter sind an spartanische Lebensumstände gewöhnt. Deshalb muß man nicht unbedingt einen „richtigen“ Garten haben, um sie zu ziehen. Es reicht auch eine Terrasse und sogar ein Balkon. Und manche begnügen sich sogar mit einem Platz im Blumenkistchen auf dem Fensterbrett. Dabei wird man nicht darum herumkommen, etwas zu experimentieren. Viele Pflanzen fühlen sich in Kübeln und Kästen wohl. Bei manchen werden Sie´s einfach ausprobieren müssen.

Grundsätzlich muß man zwischen der Kultur im Balkonkasten und jener im Kübel oder Trog unterscheiden. Erstere eignet sich nur für Pflanzen mit verhältnismäßig flachen Wurzeln. Als „Balkonkistl-Kräuter“ haben sich Basilikum, Bohnenkraut, Lavendel, Pfefferminze, Kamille, Kerbel, Knoblauch, Kresse, Lorbeer, Majoran, Ringelblume, Rosmarin, Salbei, Tausendguldenkraut, Thymian und Zitronenmelisse schon bestens bewährt. Einen größeren Topf oder Trog, also mehr Erde und mehr Platz, brauchen dagegen Dost, Eberraute, Johanniskraut, Koriander, Kornblume, Eisenkraut und Katzenminze.

In jedem Fall gilt auch hier: viel Sonne. Mit allen anderen Umständen können sich Ihre Kosmetikpflanzen schon irgendwie arrangieren.

AUSSAAT, PFLANZUNG UND PFLEGE

Um zu den Jungpflanzen zu kommen, die dann als Träger der Grundstoffe für vielerlei kosmetische Produkte im Garten oder im Topf gedeihen sollen, gibt es zwei Möglichkeiten: die Anzucht aus den Samen oder den Kauf von Jungpflanzen. Was man wählt, wird einerseits von den zeitlichen Möglichkeiten und den gärtnerischen Erfahrungen, andererseits von den räumlichen Gegebenheiten abhängen. Manche Pflanzen lassen sich ganz einfach und ohne viel Zutun aus den Samen ziehen. Andere wieder brauchen ein Mistbeet. Einfacher ist auf jeden Fall der Kauf von Jungpflanzen in einem Gartenbaubetrieb oder bei einem Kräuter-Verein. Zudem lassen sich manche Kosmetikpflanzen wie Goldmelisse oder Minze nicht über Samen vermehren, sondern nur vegetativ.

Mit der wachsenden Erfahrung kann man dann im Laufe der Zeit dazu übergehen, die Samen der Pflanzen selbst zu sammeln und zu vermehren.

Manche Gartencenter bieten Samen in Päckchen an, doch ist, falls man sich für den Kauf von Samen entscheidet, ein Fachgeschäft sicher die bessere Wahl. Hier ist man weitgehend vor Überraschungen hinsichtlich der Gesundheit der Pflanzen, ihrer Robustheit und der Sortenreinheit der Samen sicher.

Bei der Aussaat direkt ins Beet und dem Setzen von Jungpflanzen muß der jeweilige Pflanzabstand beachtet werden. Der Sinn der Pflanze ist zu wachsen, und das tut sie oft kräftiger, als man dem kleinen Pflänzchen ansehen möchte: in die Höhe wie in die Breite. Die Pflanzen, die wir für die Kosmetik nutzen, sind Wildpflanzen. Das heißt: sie müssen genug Platz haben, um „anwachsen" zu können, wie sie das auch in der freien Natur tun.

Die Räume zwischen den einzelnen Pflanzen werden oft von Beikräutern besetzt. Damit diese nicht die Kosmetikpflanzen am Wachsen hindern, müssen sie ständig durch Hacken oder, einfacher und längerfristig wirksam, durch Mulchen reguliert werden. Die Nährstoffe holen sich die Pflanzen aus der reifen Komposterde. Mist ist zu reich an Stickstoff, und Kunstdünger kommt ohnehin nicht in Frage. Die meisten Wildpflanzen vertragen Kunstdünger nicht. Sie werden triebig, enthalten kaum Wirkstoffe und gehen oft überhaupt ein.

Der Rückschnitt der wuchernden Kräuter erfolgt am besten im Spätherbst oder vor dem Austrieb zeitig im Frühjahr. Stark wuchernde Pflanzen wie die verschiedenen Minzenarten vertragen auch einen Rückschnitt im Hochsommer recht gut.

Jene Arten, die als winterharte in der kalten Jahreszeit im Garten bleiben, bekommen im Spätherbst eine Winterdecke aus Reisig, Laub und etwas Komposterde.

Damit sind nun in groben Zügen alle Arbeiten aufgezählt, die mit einem eigenen Kosmetikgarten verbunden sind. Sie halten sich, wie Sie sehen, in einem sehr bescheidenen Rahmen. Viel Liebe zu den Pflanzen ist nötig, aber viel weniger an Müh´ und Plag´ – vor allem, wenn man es am Nutzen mißt.

Ernte und Konservierung

Wann immer es möglich ist, sollte man die Pflanzen für die Kosmetik frisch verwenden. Es ist wie bei den Küchenkräutern: Auch im getrockneten Kraut ist alles da, aber eben ein bißchen weniger.

Damit dieses „bißchen weniger" möglichst gering gehalten wird, also ein Maximum an Wirkstoffen erhalten werden kann, ist bei der Ernte, Konservierung und Lagerung der Pflanzen oder einzelner Pflanzenteile ein gewisses Maß an Umsicht nötig. Je mehr Sorgfalt Sie auf diese Arbeiten verwenden, um so mehr an guten Eigenschaften und wirksamen Inhaltsstoffen Ihrer Pflanzen können Sie bewahren.

Ideal ist ein eigener Raum, in dem die Kräuter getrocknet und aufbewahrt werden können. Der Dachboden ist dafür bei weitem nicht der schlechteste Ort. Hier kann man auf einfache Weise Trockenflächen schaffen, indem man Regale mit tiefen Fachbrettern aufstellt. Die Bretter werden mit Packpapier oder Küchenbrett belegt. Zwischen den einzelnen Fächern sollte man einen Abstand von rund 30 Zentimetern, lassen und die Gesamthöhe sollte nicht über 150 Zentimetern liegen, damit man die trocknenden Pflanzen, Blüten und Blätter ohne Anstrengung wenden kann.

Bei kleineren Mengen kann man zum Trocknen auch einfache Obststeigen aus Holz verwenden. Man legt sie mit Papier aus und kann mehrere übereinanderstapeln.

Der Raum, in dem die Pflanzen getrocknet werden, sollte mindestens ein Fenster haben. Gute Belüftung ist für die Trocknung unabdingbar. Keinesfalls sollte durch dieses Fenster aber direktes Sonnenlicht auf die Pflanzen fallen. Das Sonnenlicht dörrt die Pflanzen aus, statt sie zu trocknen, und beraubt sie so ihrer besten Eigenschaften. Ein Fenstervorhang schafft hier Abhilfe. Und wenn bei feuchtwarmem Wetter die Luft am Dachboden „steht" und selbst das Fenster zur Belüftung nicht ausreicht – eine kleiner Ventilator sorgt für die nötige Luftzirkulation. Sein Luftzug sollte jedoch nicht direkt auf die Pflanzen treffen und keinesfalls dazu führen, daß sie sich im Luftzug bewegen.

Viele Pflanzen können bei sorgfältiger Ernte und Trocknung bis zum Zeitpunkt ihrer Verwendung aufbewahrt werden, ohne wesentlich an Gehalt zu verlieren. Die Wurzeln einiger Pflanzen sind praktisch unbeschränkt haltbar, Schwertlilien und Rosenwurzeln vor allem, und ihr Wohlgeruch nimmt mit dem Alter sogar noch zu. Auch die getrockneten Blüten der Ringelblume, der Heckenrose, der Kamille und des Schwarzen Holunders gewinnen durch sorgfältige Lagerung an Aroma. Die Blätter von Rosmarin und Majoran sind getrocknet ebenso wirksam wie frisch gepflückt. Berühmt für ihre Eigenschaften sind die Rosenblätter, die ihren Duft noch Jahre nach der Trocknung behalten.

Bei allen Pflanzen gibt es eine bestimmte Zeit, zu der ihr Gehalt an Wirk- oder Aromastoffen am höchsten ist. Natürlich ist das genau jene Zeit, zu der sie gesammelt und getrocknet werden sollten. Bei duftenden Blüten ist dieser Zeitpunkt dann, wenn sie gerade voll erblüht sind. Nur dann sind ihre Zellen mit ätherischem Öl gefüllt. Die Knospen enthalten noch keine Duftstoffe, bei schon verblühten Pflanzen sind die ätherischen Öle bereits verdunstet.

Die beste Tageszeit für das Pflücken der Blütenköpfe richtet sich nach der Art der Pflanze. Die meisten Blüten duften in der prallen Mittagssonne am stärksten, also wird man sie am späten Vormittag pflücken. Zu diesem Zeitpunkt ist der Tau völlig aus den Blütenkelchen verdunstet, aber der Höhepunkt der Verdunstung der ätherischen Öle in der Mittagshitze noch nicht erreicht.

Als Behältnis zum Sammeln der Blüten – gleiches gilt auch für alle anderen Pflanzenteile – ist ein Korb am besten geeignet. Eine Leinentasche tut es zur Not auch, aber keinesfalls ein Plastiksack! Im Plastik schwitzen die Pflanzen und werden anschließend beim Trocknen schwarz.

Zum Trocknen breitet man die Blüten auf Packpapier oder Küchenkrepp aus, und zwar im Schatten oder in einem gut durchlüfteten Raum. Die Blüten sollten täglich gewendet werden. So erfolgt die Trocknung rasch und gleichmäßig. Nach rund einer Woche bis zu zehn Tagen sind auch großflächige Blütenblätter und Kräuter trocken. Dann kommen sie in einen Karton und werden bis zum Gebrauch in einem dunklen Schrank aufbewahrt.

Lavendel wird zum Trocknen nicht auf Papier ausgebreitet, sondern in lockeren kleinen Büscheln aufgehängt. Er ist dann völlig trocken, wenn sich die Stengel zwischen den Handflächen zerreiben lassen. Dient als Trokkenraum der Dachboden, ist es zweckmäßig, einen starken Draht oder ein dünnes Drahtseil quer durch den Raum zu spannen und die Büschel daran aufzuhängen.

Wie der Lavendel werden auch andere Pflanzen mit aromatischen Blättern getrocknet. Majoran, Rosmarin und alle Arten von Minze werden gegen Ende des Sommers abgeerntet und in kleinen Büscheln hängend getrocknet. Einige Tage vor der Ernte sollte Schönwetter herrschen, dann sind die Pflanzen durch und durch abgetrocknet und haben ihren höchsten Gehalt an ätherischen Ölen erreicht. Werden sie in diesem Zustand sorgfältig getrocknet, bewahren sie ihren Duft jahrelang. Mit dem Sammeln sollten Sie sich gerade bei Lavendel, Majoran, Rosmarin und den Minzen aber nicht zu viel Zeit lassen. Vor dem Verdorren im Herbst gehen die flüchtigen Öle nämlich sehr rasch zur Basis der Pflanze zurück. Andererseits sind einige Tage Schönwetter vor der Ernte unabdingbar, um die Schimmelbildung während der Trocknung auf jeden Fall auszuschließen. Durch Schimmel geht nicht nur der Duft der Pflanzen völlig verloren – sie werden auch für jede Verwendung unbrauchbar.

Knollen und Wurzeln sollten im frühen Herbst gesammelt oder geerntet werden. Kalmus, Schwertlilie und Klettenlabkraut sind jene Pflanzen, die für unsere „bodenständige" Naturkosmetik am wichtigsten sind. Im Gegensatz zu Blüten, Blättern und Kraut sollten Wurzeln durchaus in der Sonne getrocknet werden. Am besten breitet man sie auf dickem Küchenkrepp aus, sollte aber nicht vergessen, sie abends in das Haus zu holen, um sie vor dem Nachttau zu schützen. Die Trocknung von Wurzeln kann bis zu mehreren Wochen dauern. Wenn es sich gar zu lange hinzieht, kann man auch mit dem auf niedrigste Stufe eingestellten Backrohr etwas nachhelfen. Mehr als 70 Grad Celsius sollten Sie den Wurzeln aber nicht zumuten.

Nach dem Trocknen kann man die Wurzeln in Schachteln verstauen und in einem warmen, trockenen Raum aufbewahren. Man kann sie aber auch zu Pulver zermahlen und dieses gemeinsam mit Talkum als Puder oder als Beigabe zu anderen Produkten verwenden. Getrocknete Rosenwurzeln werden in Scheiben geschnitten, in Weingeist angesetzt und liefern auf diese Weise eine Essenz mit intensivem Rosenduft. Die Wurzeln von Kren (Meerrettich) und Eibisch dagegen sollte man stets frisch verwenden. Werden sie getrocknet, so werden sie einfach dürr und verlieren ihre Aromen und Wirkstoffe.

Unsere Freundin, die Biene

Schon zu Beginn ihrer Existenz auf der Erde haben sich die Blütenpflanzen mit den Insekten verbündet. Um eines dieser Insekten, wahrscheinlich das bekannteste in diesem Zusammenhang, kommen wir auch nicht herum, wenn wir uns mit Naturkosmetik befassen: um die Biene. Denn die Biene sorgt nicht nur dafür, daß sich die Blütenpflanzen vermehren können. Sie wandelt viele Stoffe, die sie von ihnen im Gegenzug für ihre Befruchtungsarbeit erhält, in wertvolle Produkte um: in Honig, Propolis und Wachs. Der Honig ist als Nahrung eine aromatisch-süße und gesunde Sache. Er ist aber auch eine gehaltvolle Zutat zu vielen kosmetischen Produkten.

Was Bienenhonig ist, muß man wohl nicht erklären. Das Bienenwachs ist auch weithin bekannt. Anders verhält es sich mit der Propolis, deren hoher Wert für Gesundheit und Kosmetik erst in den letzten Jahrzehnten entdeckt wurde. Oder besser gesagt, wiederentdeckt. Denn schon der Römer Plinius berichtet von Propolis als einem der wichtigsten Arzneimittel der römischen Legionsärzte. Jedenfalls: Über Jahrhunderte hinweg ging man der Biene an den Honig, verschmähte aber das braune Harz in den Fugen der Stöcke. Jetzt weiß man (wieder), was in diesem Harz steckt – als Heilmittel in der naturnahen Medizin, aber auch an Nutzen für die Kosmetik!

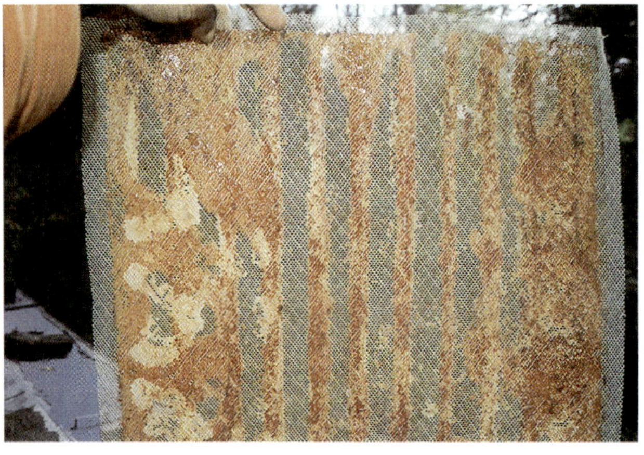

Das Propolis-Gitter („Propolis-Falle") dient der Gewinnung des wertvollen Kittharzes.

Propolis als Produkt der Biene zu bezeichnen, fällt nicht leicht und ist auch nicht korrekt. Es ist wie alles, was uns das Bienenvolk über seinen Imker anbietet, ein Gemeinschaftsprodukt aus der einzigartigen Beziehung zwischen Insekt und Pflanze. Propolis besteht aus einer Komposition pflanzlicher Stoffe, die einander in ihrer Wirkung ergänzen und potenzieren. Man nennt diese Stoffe Phytonzide. Sie werden von Pflanzen produziert und abgesondert, um die Wechselbeziehungen zwischen den Pflanzen und ihrer Umwelt in Gang zu halten. Aus der Sicht der Pflanze ist Propolis im wesentlichen ein solches Phytonzid. Es wird von Bäumen – in unseren Breiten vor allem von Buchen, Erlen, Birken und Ulmen – als Harz abgesondert und schützt verletzte Stellen dieser Bäume. Die Biene sammelt dieses Harz, reichert es mit Fermenten aus ihrem eigenen Stoffwechsel an – und der Mensch braucht dieses wahre Wundermittel nur noch zu sammeln, zu reinigen und zu verwenden.

Die Bezeichnung Wundermittel ist in bezug auf Propolis keine Übertreibung. Einige Zeit nach dem Zweiten Weltkrieg begann die Wiederentdeckung der Propolis und damit die Erforschung ihrer chemischen Zusammensetzung. Man hat seither eine Menge gefunden, analysiert und dokumentiert, aber sicher noch nicht alles. Nach dem aktuellen Stand der Forschung besteht Propolis zu 10 bis 70 Prozent aus Harz und – abhängig vom Harzgehalt – zu 15 bis 40 Prozent aus Wachs und bis zu 12 Prozent aus Ölen. Der Rest ist das Wesentliche an der Komposition der Wirkstoffe

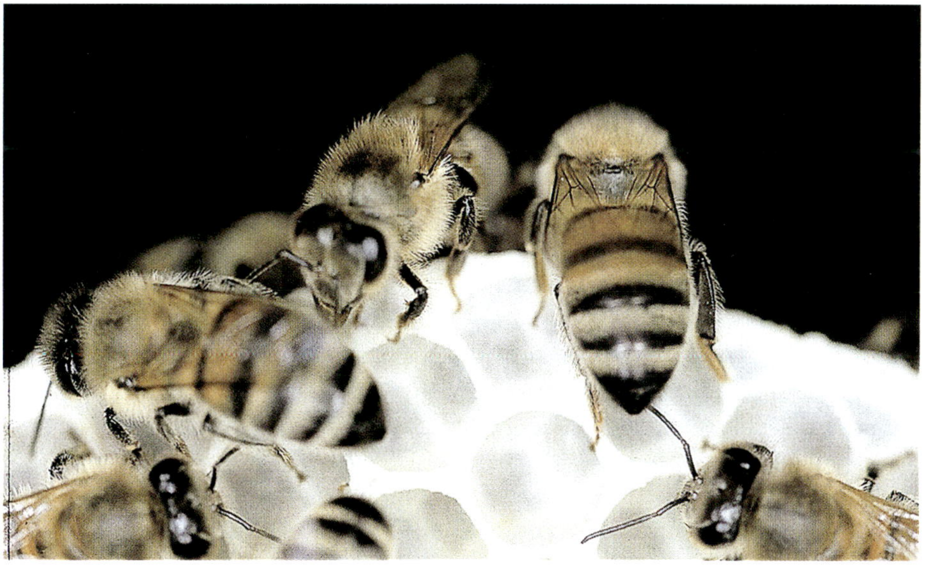

und eine Liste, die fast täglich länger wird. Es finden sich da die verschiedensten Aminosäuren und Fettsäuren, Flavone, Betulen, Vanillin und Isovanillin, Zimtsäure und Zimtalkohol, Sorbinsäure und Ferrulsäure, fast alle Vitamine des B-Komplexes, die Vitamine E, H und P, Spurenelemente und Mineralstoffe wie Zink, Vanadin, Eisen, Kupfer, verschiedene Zuckerarten – Mono- und Polysaccharide –, Glucoside, Tannate, ätherische Öle und Enzyme.

Aber nicht die Anhäufung dieser Mengen an Inhaltsstoffen pflanzlichen Ursprungs macht die Wirksamkeit der Propolis aus. Es ist die Ausgewogenheit und Harmonie der Zusammensetzung und die Ergänzung durch die Fermente der Biene. Und weil wir schon bei der Wirkung sind: An sich ist Propolis ein hochwirksames Antibiotikum. Für die Bienen ist es das Hygienemittel schlechthin, und sie verwenden es gegen Bakterien und Pilze genauso wie gegen alle anderen Fremdkörper im Bienenstock oder seinem Eingangsbereich. Mit Propolis wird das Flugloch verengt und auf diese Weise von den Bienen eine Art „Seuchenteppich" geschaffen, über den jede einfliegende Arbeiterin drüber muß. Befindet sich ein Leichnam im Bienenstock, der zu groß ist, um weggeschafft zu werden, wird er mit Propolis überzogen und damit regelrecht einbalsamiert. Das kann ein Insekt sein, aber auch eine Maus.

Die Imker nutzen diese Eigenheit der Bienen, alles Fremde im Stock mit Propolis zu überziehen, zur Gewinnung möglichst reiner Propolis: Sie stellen ein Gitter, die sogenannte „Propolisfalle", in den Bienenstock.

Seit man wieder weiß, welchen Segen die Propolis – das „Kittharz", wie es von den Imkern auch genannt wird – in sich birgt, wird Propolis auch von den meisten Imkern gesammelt. So ist es verhältnismäßig einfach, an diesen Stoff zu kommen. Entweder wird Propolis in pulverartiger Konsistenz angeboten oder bereits weiterverarbeitet zu Propolistinktur. Diese Tinktur besteht aus 96prozentigem Alkohol, in dem Propolis mit einem Anteil von 5 bis 10 Prozent gelöst ist. Die Propolistinktur ist in erster Linie ein vorzügliches Mittel gegen Erkältung, Katarrh, Grippe sowie alle entzündlichen Krankheiten des Verdauungstraktes. Die pulverförmige Propolis wird in Salben eingearbeitet, die – äußerlich angewendet – beinahe alle entzündlichen Erkrankungen, von Hämorrhoiden bis zu Ischialgien, rasch mildern und meist auch völlig zum Abklingen bringen können.

Für die Kosmetik ist die entzündungshemmende und desinfizierende Wirkung der Propolis von großer Bedeutung. Zahnpasta mit Propolis ist wirkungsvoll gegen Zahnfleischentzündung, und diese ist zwar ein medizinisches, aber auch ein kosmetisches Problem. Gleiches gilt für empfindliche Haut, die zu Rötungen, Entzündungen, Pickeln und Mitessern neigt. Mengt man Hautcremes, Lotionen und Seifen einen kleinen Anteil Propolis oder Propolistinktur bei, kann dieses natürliche Antibiotikum seine Wirkung bei jedem Eincremen und jedem Händewaschen ohne zusätzlichen Aufwand entfalten. Ja, und noch eines: Propolis im Lippenbalsam ist ein wirkungsvolles Mittel gegen Herpesviren, die Verursacher der „Fieberbläschen". Auch in diesem Fall ist das Problem sowohl medizinisch als auch kosmetisch. Fieberbläschen einfach mit Lippenstift zu übermalen – das ist sicher die schlechteste Methode, mit ihnen umzugehen.

Medizinisch in vielen Fällen erprobt ist die Wirksamkeit der Propolis gegen Akne. Meist ist das eine Erscheinung der jugendlichen Problemhaut, die zuviel Talg und Fett produziert, damit die Poren verstopft und Entzündungen hervorruft. Manchmal ist Akne aber eine über die Jugend hinaus andauernde Hauterkrankung. Viele der Betroffenen wurden von jenen Hautärzten, die statt zu Cortison zur Propolissalbe und -tinktur griffen, rasch und meist auf Dauer von ihrem Leiden geheilt.

Viele Gründe also, die Propolis, das segensreiche Gemeinschaftsprodukt von Pflanzen und Bienen, auch in der selbstgemachten Naturkosmetik zu verwenden. Bei den Rezepten für die einzelnen Produkte finden Sie entsprechende Hinweise, wenn die Beimengung von Propolis besonders vorteilhaft ist und die Wirkung der pflanzlichen Substanzen fördert und unterstützt.

Die Produkte und ihre Herstellung

Für die Herstellung Ihrer eigenen Kosmetikprodukte brauchen Sie kein Labor und keine speziellen Geräte. Alles, was dafür nötig ist, läßt sich in einer gut ausgestatteten Küche finden. Wenn Sie vorhaben, sich intensiver mit der Herstellung von Kosmetikprodukten zu befassen, ist es allerdings sinnvoll, sich diese wenigen Utensilien noch ein zweites Mal zu besorgen und sie ausschließlich für diesen Zweck zu benutzen. Damit eliminieren Sie die Gefahr, daß irgendwelche Reste oder Spülmittelrückstände in den Gefäßen bleiben und in Ihre Kosmetik gelangen. Auf diese Weise könnte die ohnehin nicht übermäßig lange Haltbarkeit der natürlichen Kosmetikprodukte – die ja frei von Konservierungsmitteln sind – noch beträchtlich vermindert werden. Also lieber einen zweiten Satz Meßgläser und einen zusätzlichen Rührstab für den Mixer als eine ranzige Creme.

Nötig sind zwei bis drei Gläser mit Maßskala für 50, 100 und eventuell noch 250 Milliliter. Sie sollten feuerfest sein, damit Sie bei der Cremeherstellung Wasser- und Fettphase getrennt und direkt auf der Kochplatte erwärmen können. Ein Küchenthermometer mit einem Meßbereich bis 100 Grad Celsius ist eine Notwendigkeit, ebenso ein Rührstab aus Glas, ein Mörser aus Glas oder Porzellan mit entsprechendem Behälter und eine Waage mit Feinanzeige. Sie sollte auf Gramm genau wiegen können – die meisten digitalen Küchenwaagen erfüllen diese Forderung oder übertreffen sie sogar. Der zusätzliche Rührstab für den Mixer wurde bereits erwähnt, fehlen nur noch ein Kochtopf für das Wasserbad, ein feines Teesieb für das Abfiltern von Kräuter- und Blütenauszügen, ein Teigschaber und ein kleiner Spatel zum Abfüllen von Cremes, ein Plastiktrichter zum Umfüllen von Flüssigkeiten und eine Pipette für den Fall, daß Zutaten tropfenweise zu einer Mischung gegeben werden oder ätherische Essenzen von der Oberfläche einer Flüssigkeit abgesaugt werden sollen.

Zum Ansetzen von Auszügen benötigen Sie Flaschen mit mindestens einem Liter Fassungsvermögen. Es hängt davon ab, was und wieviel Sie – beispielsweise für alkoholische Blütenauszüge oder für Ölauszüge – ansetzen wollen. Für die Aufbewahrung der fertigen Produkte eignen sich am besten Schraubdeckelgläser aus braunem oder grünem Glas. Für Duschgels, Lotionen und Shampoos kann man auch Plastikflaschen verwenden – es schadet den Produkten nicht –, und ob Sie Flaschen aus Glas vorziehen, ist eine rein ästhetische Frage. Zum Aufbewahren von Cremes sind kleine Töpfchen aus Plastik billig zu haben, für die Haltbarkeit sind solche aus Glas oder Porzellan aber wesentlich günstiger. Gerade bei Cremes tut es der Haltbarkeit gut, wenn das Behältnis nicht zu groß ist: Mit jedem Öffnen und Eintauchen des Fingers gelangen Luft, Bakterien und Pilzsporen an die Creme. Es verlängert zwar die Haltbarkeit einer Creme, wenn Sie ihr einige Tropfen Storax (Styrax benzoin) beimengen. Aber mit käuflichen und chemisch konservierten Produkten kann die Haltbarkeit natürlicher Kosmetika nicht konkurrieren. Das ist ihr einziger Nachteil; die Vorteile aufzuzählen, erübrigt sich an dieser Stelle wohl. Und der Nachteil der kürzeren Haltbarkeitsdauer läßt sich durch die Aufbewahrung im Kühlschrank einigermaßen wettmachen. Lotionen und Körpermilch sollten überhaupt ihren Platz im Kühlschrank haben, auch wenn eine Flasche bereits in Verwendung steht. Die niedrige Temperatur hinterläßt auf der Haut

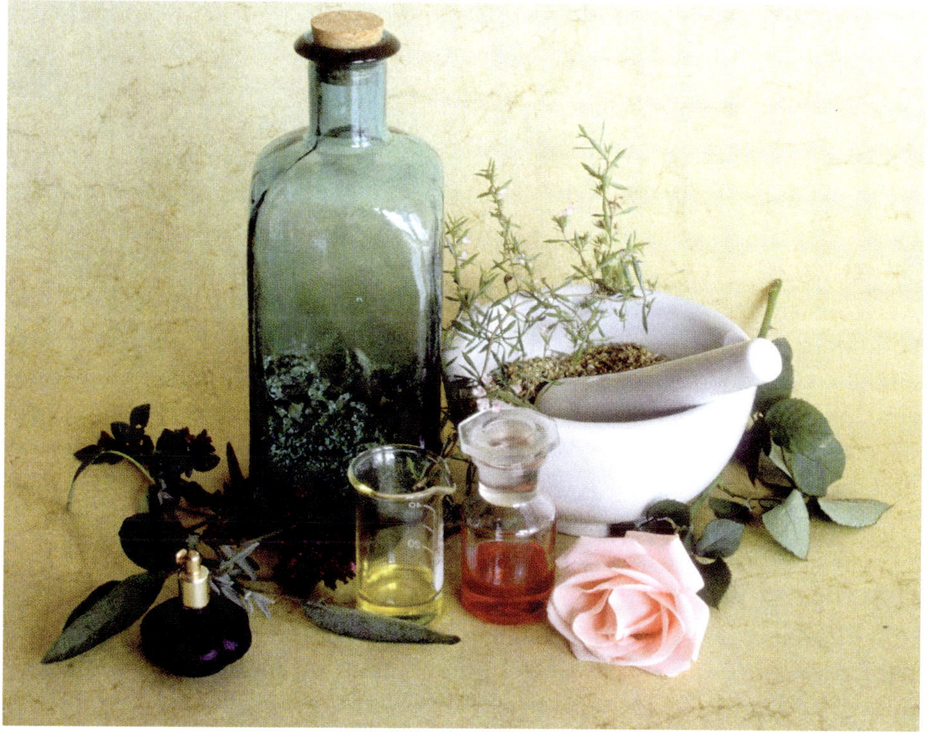

ein angenehmes Prickeln – sie stimuliert die Zellen, fördert die Durchblutung und trägt so bereits zur Pflege der Haut bei.

Wichtig für das Gelingen der Produkte und deren Haltbarkeit ist peinliche Sauberkeit bei der Arbeit. Vor dem Gebrauch sollten alle Arbeitsgeräte in kochendem Wasser gereinigt werden.

Zusatzstoffe

Nicht alle Zutaten für Kosmetikprodukte können in der freien Natur oder im Garten gesammelt werden. Einige wenige muß man auch kaufen. Man erhält sie in jeder Drogerie, weil wir auf exotische Zutaten keinen Wert legen. Diese Zutaten und Hilfsstoffe sind im folgenden aufgelistet.

Alkohol

Als Lösungsmittel für Tinkturen, Lotionen und Parfums, für alkoholische Auszüge von Blüten und Blättern ist Alkohol unentbehrlich. Man erhält ihn als Äthanol oder Weingeist mit einem Alkoholgehalt von 96 oder 70 Prozent in jeder Apotheke oder Drogerie. Er ist mit einem Promille Kampfer vergällt, damit er untrinkbar wird. Natürlich gibt es auch unvergällten Weingeist. Er ist aber wesentlich teurer, weil er mit den Steuern für alkoholische Getränke belegt ist. In der Kosmetik stört ein Promille Kampfer nicht.

Bienenwachs

Als Konsistenzgeber für Cremes ist Bienenwachs die erste Wahl und allen anderen, wie beispielsweise Kakaobutter oder Cetylalkohol, unbedingt vorzuziehen. Es neigt nicht dazu, ranzig zu werden, hat im Gegenteil sogar eine leicht konservierende und zudem noch emulgierende Wirkung. Sein dezenter Eigengeruch ist eine Bereicherung jeder Creme. Bienenwachs erhält man in seiner natürlichen, gelblichen Färbung, aber auch als gebleichtes weißes Wachs. In der Wirkung besteht kein Unterschied.

Destilliertes Wasser

Im Leitungswasser befindet sich je nach seiner Härte ein bestimmter Anteil gelöster Mineralien. Für die Verdünnung von Duftwassern, Parfums und Lotionen ist das recht ungünstig. Deshalb verwendet man zu diesem

Zweck destilliertes Wasser, das wirklich nur Wasser und sonst nichts enthält. Man bekommt destilliertes Wasser in jeder Drogerie und, wesentlich billiger, bei jeder Tankstelle. Schließlich brauchen auch Autobatterien destilliertes Wasser.

Bienenhonig

Der pH-Wert des Bienenhonigs entspricht jenem des Säureschutzmantels gesunder Haut. Außerdem enthält der Bienenhonig reiche Mengen an Mineralien, Vitaminen, Enzymen und pflanzlichen Aromastoffen. Er ist nicht nur gut aufs Butterbrot und im Tee, er ist auch ein wertvolles Pflegemittel für die Haut. Honig wirkt pflegend und straffend bei empfindlicher und unreiner Haut, hemmt das Bakterien- und Pilzwachstum bei spröder und rissiger Haut und ist in Verbindung mit einer Waschlotion ein gutes Mittel gegen Pickel und Mitesser. Honig kann in Masken, Gesichtswassern, Bädern, Cremes und zur Haarpflege verwendet werden.

Auch wenn er bei den Rezepten nicht gesondert angeführt ist: Honig paßt fast überall dazu. Zu beachten ist allerdings, daß Honig niemals zu stark erwärmt werden darf: Immer nur in lauwarmem Wasser auflösen und immer erst dann unter die Cremes oder Lotionen rühren, wenn diese schon unter 40 Grad Celsius abgekühlt sind. Wird Honig zu stark erwärmt, verliert er nämlich den Großteil seiner Wirkstoffe und ist nur mehr süß und sonst nichts.

Konservierungsmittel

Ein wesentlicher Vorteil selbstgemachter Naturkosmetika ist der Verzicht auf aggressive, chemische Konservierungsmittel. Wer nicht gänzlich auf Konservierungsmittel verzichten will, hat einige natürliche oder zumindest naturnahe und deshalb weder für das Produkt noch für die Haut schädliche zur Wahl:

Kaliumsorbat ist ein biologisches Konservierungsmittel. Als Salz der Sorbinsäure kommt es in der Natur, beispielsweise in der Vogelbeere, vor und ist auch für die Lebensmittelkonservierung gebräuchlich. Es wirkt am besten bei einem pH-Wert von 5. Im basischen Bereich ist es unwirksam.

Benzylalkohol kommt häufig in duftenden Blüten vor und ist ein rein biologisch konservierender Duftstoff.

Beide Konservierungsstoffe werden in einer Dosierung von ein bis zwei Tropfen auf 10 Gramm Creme verwendet. Sinnvoll ist ihre Beimengung jedenfalls nur bei Cremes und stark fetthaltigen Lotionen. Konservierung, die einer natürlichen Kosmetik gerecht wird, soll schließlich nichts anderes bewirken als das schnelle Ranzigwerden der Fettanteile zu verhindern. Länger als rund sechs Monate sollten Sie fertige Cremes aber trotzdem nicht aufbewahren. Haltbarkeitsfristen von drei Jahren, wie sie bei industriell gemixten Cremes üblich sind, können mit natürlichen Mitteln nicht erreicht werden.

Wollwachs, Lanolin

Als Emulgator bei der Herstellung von Cremes ist das Wollwachs der Schafe so gut wie unentbehrlich. Es ermöglicht, Wasser und Fett miteinander zu verbinden, wird von jeder Haut gut vertragen und problemlos aufgenommen. Als Sekret der Talgdrüsen der Schafe wird es bei der Entfettung der Schafwolle gewonnen. In der Drogerie erhält man es unter der Bezeichnung Lanolin anhydrid.

Talkum

Das feine, weiße, leicht fettige Pulver wird aus einem natürlichen Mineral, dem Speckstein, durch Zerreiben hergestellt und als Körper- und Babypuder verwendet.

Öle

Als wichtigem Bestandteil von Lotionen und Cremes und als Lösungsmittel für Essenzen aus den Blüten und Blättern kommt dem Öl in der Kosmetik größte Bedeutung zu. Meist wird das Olivenöl empfohlen. Aber einerseits ist das Olivenöl in Mitteleuropa kein heimisches Produkt. Andererseits, und das ist ein noch bedeutsamerer Umstand, hat es einen starken Eigengeruch und bildet wegen seiner Schwere auf der Haut einen satten und lange anhaltenden Fettfilm.

Wesentlich geeigneter für die vielfältigen kosmetischen Anwendungen erscheint deshalb das Weizenkeimöl. Es hat einen frischen Eigengeruch, der etwas an ein sommerliches Getreidefeld erinnert, ist ein sehr leichtes Öl, das rasch einzieht und von jeder Haut gut vertragen wird, und überdies enthält es eine Menge wertvoller Inhaltsstoffe: die Provitamine A und D, viel Vitamin E und das wertvolle Keimlecithin. Dieses Keimlecithin ist mit dem Lecithin in den Hautzellen nahe verwandt. Das Weizenkeimöl stellt also von sich aus bereits nahrhaftes Futter für die Haut dar. Zudem enthält es mit dem hohen Anteil von bis zu 6 Prozent unverseifbaren Bestandteilen einen natürlichen Weichmacher für die Haut. Die kräftige goldgelbe Farbe des Weizenkeimöls bleibt auch in den Cremes erhalten. Bei den Rezepten wird immer vom Weizenkeimöl die Rede sein. Das zwingt Sie aber nicht dazu, es ausschließlich zu verwenden.

Wem der Eigengeruch des Weizenkeimöls zu stark ist – und wer ihn nicht mit einigen Tropfen Duftöl überdecken will –, dem bieten sich zwei andere heimische Öle an: das Maiskeimöl und das Sonnenblumenöl. Auch das Distelöl ist für alle kosmetischen Zwecke bestens geeignet, wenn auch etwas teurer als die anderen genannten Öle. Dafür ist es gegen das Ranzigwerden stabiler als Weizen- und Maiskeimöl.

Bei der Verwendung anderer Öle kann sich das Ergebnis aus den später angeführten Rezepturen geringfügig ändern. Beispielsweise kann es vorkommen, daß eine Creme noch einige Tage nachdickt. Das ist kein großes Problem — Sie müssen diesen Umstand bloß beim nächsten Herstellungsvorgang durch weniger Konsistenzgeber oder etwas mehr Ölzugabe berücksichtigen.

Schweineschmalz

Das reine, weiße Schweinefett wird bei der Enfleurage gebraucht, um den Blütenblättern die Duftstoffe zu entziehen. Weil dieser Vorgang mehrere Wochen dauern kann, muß das Ranzigwerden des Schweineschmalzes verhindert werden. Das geschieht am einfachsten, indem man es schmilzt und nach Zugabe von etwa 4 Prozent Benzoeharz eine Stunde lang auf einer Temperatur von 60 Grad Celsius hält.

Ätherische Öle

Wer auf besonderen Duft seiner Salben, Cremes und Lotionen Wert legt oder auf einfache Art selbst Parfums herstellen möchte, kann ätherische Öle verwenden. Sie selbst herzustellen ist sehr aufwendig, erfordert neben viel Arbeit auch viel Erfahrung und einen erstklassigen Destillierapparat. Für die meisten Anwendungen wird der Duft von selbst hergestelltem Duftwasser sicher ausreichen. Will man ätherische Öle verwenden, hat man die Wahl zwischen den verhältnismäßig teuren naturreinen Ölen und den synthetisch hergestellten.

Ätherische Öle sind stark flüchtig und haben einen sehr intensiven Geruch. Es genügen daher wenige Tropfen, um beispielsweise einen Liter Körpermilch intensiv zu parfumieren.

Auch bei den synthetisch hergestellten ätherischen Ölen gibt es Unterschiede. Trägt ein Öl ausgeprägte Phantasienamen, läßt das darauf schließen, daß es sich um eine Duftmischung handelt. Duftmischungen parfumieren nur sehr schwach, tun gute Dienste in Duftlampen, sind für kosmetische Anwendungen aber kaum geeignet. Bevor man ätherisches Öl zu einem fertigen Produkt gibt, sollte man unbedingt zuvor die Intensität des Duftes prüfen. Man gibt dazu einen Tropfen auf die Handfläche und prüft nach einigen Minuten den Restgeruch. Fachlich exakt heißt das, man läßt die „Kopfnote" des Parfums verfliegen und prüft den Körper.

BEHANDLUNG DER PFLANZEN

Am besten ist es, Blüten, Blätter, Triebspitzen oder das ganze Kraut der gesammelten Pflanzen frisch zu verwenden. Dem steht über den Großteil des Jahres hinweg ein einfacher und im Rhythmus der Natur begründeter Umstand entgegen: Die Pflanzen bieten die begehrten Inhaltsstoffe nur in einem verhältnismäßig kurzen Abschnitt des Jahres an. Blüten sind am Höhepunkt der Blütezeit an Inhaltsstoffen am reichsten. Frische Triebspitzen gibt es nur, wenn die Pflanze austreibt. Wurzeln auszugraben hat nur dann Sinn, wenn sich die Säfte der Pflanze in die Wurzel zurückgezogen haben. Und selbst wenn man das ganze Kraut erntet, beschränkt sich der mögliche oder sinnvolle Zeitraum dafür auf maximal zwei oder drei Monate. Es müssen also die für die Kosmetik wichtigen Teile der Pflanze zum bestmöglichen Zeitpunkt eingesammelt und sodann für den Gebrauch im Rest des Jahres aufbereitet werden.

Die einfachste Art, Inhaltsstoffe von Blüten, Blättern, Wurzeln oder dem ganzen Kraut zu konservieren, ist die Trocknung der Pflanzen oder Pflanzenteile. Durch eine sorgfältige Trocknung kann der Großteil der Wirkstoffe erhalten werden. Wie man dabei vorgeht, wurde bereits besprochen (siehe Seite 55 ff).

Weil die Pflanze von sich aus bereits einen ausgewogenen Wirkstoffkomplex zusammengestellt hat, ist es auch auf verhältnismäßig einfache Weise möglich, ihr diesen zu entziehen: durch Wasser, durch Öl oder durch Alkohol. Welches Verfahren man wählt, hängt in erster Linie vom beabsichtigten Verwendungszweck ab. Für Cremes, Körpermilch, Massageöle, Lotionen oder Seifen beispielsweise ist es vornehmlich der Ölauszug, für reinigende Lotionen, Gesichtswasser, Tonics, Rasierwasser und dergleichen der alkoholische Auszug.

Wässrige Auszüge

Die Wirkstoffe aus frischen oder getrockneten aromatischen Blüten und Blättern können durch einen Aufguß mit kochendem Wasser extrahiert werden. Also durch das, was man üblicherweise Teekochen nennt. Gelöst werden durch das kochende Wasser neben anderen Wirkstoffen auch gewisse Mengen der in den Pflanzenteilen enthaltenen ätherischen Öle. Deshalb zeichnet sich der wäßrige Auszug meist durch einen angenehmen dezenten Duft aus. Man läßt den Aufguß rund zehn Minuten ziehen und gießt ihn dann durch ein Sieb ab. Ein Aufguß oder wäßriger Auszug ist für die sofortige Verwendung gedacht.

Eine Ausnahme sind Blütenwasser, die man als Duftwasser verwenden will. Blüten von Jasmin, Holunder, Flieder oder auch Rosenblätter werden wie ein gewöhnlicher Aufguß mit kochendem Wasser übergossen. Man läßt sie jedoch nicht bloß zehn Minuten, sondern zwölf Stunden gut zugedeckt ziehen. Danach wird abgeseiht und das dezent duftende Wasser in kleine Flaschen gefüllt. Bei kühler Aufbewahrung in randvoll gefüllten und dicht verschlossenen Flaschen hat dieses Duftwasser eine Haltbarkeit von rund einem Jahr.

Rosen- und Lilienduftwasser wird nicht als wäßriger Auszug der Blüten, sondern der getrockneten und zumindest einige Monate gelagerten Wurzeln hergestellt. Man schneidet die Wurzelstücke klein und geht ansonsten wie bei der Herstellung von Blütenduftwasser vor.

Für alle Arten von Duftwassern – ob aus Blüten oder Wurzeln – sollte man destilliertes Wasser verwenden. Die im Leitungswasser enthaltenen Mineral- und Schwebstoffe könnten die Aufnahmefähigkeit des Wassers für die Pflanzenessenzen mindern, und es wäre schade um die Arbeit wie um die pflanzlichen Grundstoffe, gäbe man sich aus einer so leicht vermeidbaren Ursache nur mit einem zweitklassigen Produkt zufrieden.

Eine besondere Art des Aufgusses ist das Kräutersäckchen für das Vollbad. Man gibt eine Handvoll Kräuter – frische oder den Großteil des Jahres getrocknete – oder eine beliebige Mischung von Kräutern in ein Leinensäckchen und hängt dieses in die Badewanne. Dann läßt man das heiße Wasser über dieses Säckchen in die Wanne laufen, regelt anschließend die Temperatur durch kaltes Wasser und beläßt sodann das Kräutersäckchen während des Badens im Badewasser.

Aus gröberen Pflanzenteilen, wie Wurzeln, Stengeln oder Rinden, wird der wäßrige Auszug durch Abkochen hergestellt. Die Pflanzenteile werden zuvor zerkleinert. Von der Menge her sind vier bis fünf Eßlöffel

Pflanzenteile auf einen Liter Wasser ein guter Richtwert. Man gibt die Pflanzenteile in das kochende Wasser, läßt sie rund zwei Minuten kochen, nimmt dann den Topf von der Platte und läßt sie noch zehn Minuten ziehen. Dann wird abgeseiht.

Ölauszüge

Ölauszüge können grundsätzlich sowohl von frischen wie auch von getrockneten Pflanzenteilen hergestellt werden. Unbedingt frisch müssen nur die Johanniskrautblüten verwendet werden. Spitzwegerich und die verschiedenen Wurzeln können frisch wie getrocknet angesetzt werden. Bei allen anderen Pflanzen, beispielsweise bei Kamillenblüten, ist die Verwendung der getrockneten Pflanzenteile jedoch vorteilhafter. Und zwar aus einem einfachen Grund: Die getrockneten Blüten und Blätter enthalten kein Wasser, so kommt es während des Auszugs auch zu keinem Wasseraustritt in das Öl. Damit ist die Gefahr der Schimmelbildung gebannt und die Haltbarkeit des Öles wesentlich verbessert.

Für Ölauszüge kann man grundsätzlich jedes Pflanzenöl verwenden. Es hängt von der persönlichen Neigung ab, welches man wählt. Auch wenn manche Naturkosmetiker/innen darauf schwören: es muß keinesfalls Olivenöl sein. Mindestens genauso gut geeignet und von seinem an sich schon vorhandenen Wirkstoffgehalt her vorzuziehen ist das leichtere und die Haut weniger stark fettende Weizenkeimöl. Für Maiskeimöl oder Distelöl gilt ähnliches.

Die kleingeschnittenen und bis auf die angeführten Ausnahmen getrockneten Blüten, Blätter oder Kräuter werden locker in eine Flasche mit weitem Hals gefüllt. Wer sich am Gewicht orientieren will: Ungefähr 100 Gramm auf einen Liter Öl sind ein Richtwert. Einfacher ist es aber, die Flasche locker und ohne jede Pressung mit den Pflanzenteilen zu füllen und diese dann so mit Öl zu übergießen, daß sie völlig und reichlich damit bedeckt sind. Das Öl darf ruhig einen Zentimeter höher in der Flasche stehen als die Kräuter. Das Gefäß sollte bis zum Rand gefüllt sein, damit möglichst wenig Luft mit der Oberfläche des Öls in Berührung kommt. Öl nimmt Sauerstoff aus der Luft auf und neigt dadurch verstärkt zum Ranzigwerden. Und wenn ölige Pflanzenteile mit der Luft in Berührung kommen, ist der Schimmelpilz nicht mehr weit.

Die gut verschlossene Flasche wird für rund drei Wochen an einen warmen Ort gestellt. Im Sommer darf es auch ein Platz an der Sonne sein, sonst reicht auch die Nähe eines Ofens oder Heizkörpers. Es kommt nicht auf das Licht an, sondern auf die Wärme. Alle ein bis zwei Tage sollte die Flasche behutsam, aber kräftig geschüttelt werden. Nach drei Wochen wird sie geöffnet und das Öl durch ein sehr feines Sieb oder, noch besser, durch einen Kaffeefilter abgegossen. Die öligen Pflanzenteile werden ausgepreßt – am einfachsten, indem man sie in eine Stoffserviette gibt und diese kräftig auswringt –; das noch ausgetretene Öl wird ebenfalls gesiebt. Der gewonnene Ölauszug enthält die Wirkstoffe der eingelegten Pflanzenteile in einer maximalen Bandbreite und kann sowohl direkt als Körper- oder Massageöl oder zur Weiterverarbeitung in Lotionen, Cremes, Seifen und Shampoos verwendet werden. Zur Aufbewahrung wird der Ölauszug in dunkle Flaschen gefüllt. Bei kühler und lichtgeschützter Lagerung hat er eine Haltbarkeit von zumindest einem Jahr.

Für die rasche Weiterverwendung bei der Herstellung von Cremes und Lotionen kann der Ölauszug aus getrockneten Pflanzenteilen auch auf eine schnelle Art hergestellt werden. Man gibt die Pflanzenteile in ein Schraubdeckelglas und übergießt sie mit dem Öl. Allerdings darf in diesem Fall das Glas nicht bis zum Rand gefüllt werden, sondern höchstens zu drei Vierteln. Das verschlossene Glas stellt man in ein Wasserbad mit 80 Grad Celsius und läßt es darin knapp eine halbe Stunde ziehen. Dann läßt man das Öl abkühlen, filtert es durch ein feines Sieb und kann es sofort zur Herstellung von Cremes und Lotionen verwenden.

ALKOHOLISCHE AUSZÜGE

Der alkoholische Auszug hat gegenüber dem Ölauszug zwei Vorteile. Einerseits werden dadurch auch Wirkstoffe aus den Pflanzenteilen gelöst, die weder wasser- noch öllöslich sind. Und andererseits verhindert der hochkonzentrierte Alkohol jede Art von Schimmelbildung und Bakterienansiedlung, so daß alle Pflanzen auch im frischen Zustand verwendet werden können.

Man nimmt üblicherweise 100 Gramm zerkleinerte Pflanzenteile auf einen Liter 70prozentigen Weingeist. Die Pflanzenteile kommen in ein gut verschließbares Gefäß aus braunem oder grünem Glas, werden mit dem Weingeist übergossen und für drei bis vier Wochen an einen dunklen Ort gestellt. Er sollte nicht kalt sein, aber besondere Wärme wie beim Ölauszug ist nicht nötig. Ab und zu sollte das Gefäß geschüttelt werden. Nach dieser Zeit wird der Auszug durch Filterpapier abgeseiht und auch der Rückstand, wie beim Ölauszug beschrieben, ausgepreßt. Der alkoholische Auszug, auch Tinktur genannt, ist in gut verschlossenen Flaschen und vor

Licht geschützt praktisch unbegrenzt haltbar. Für Reinigungslotionen, Gesichtswasser, Tonics, Rasierwasser und After-shave, also alle Produkte, die ohnehin Alkohol enthalten, ist der alkoholische Blütenauszug eine gute Basis.

Tinkturen, die man immer brauchen kann und deshalb bei jeder Gelegenheit auf Vorrat ansetzen sollte, sind

- Birkenblättertinktur
- Kamillentinktur
- Klettenwurzeltinktur
- Lavendelblütentinktur
- Melissenblättertinktur
- Ringelblumentinktur

Kräuteressig

Als Haarspülung oder als Tonic nach Bad oder Dusche ist der Kräuteressig eine Wohltat für Ihren Körper. Man gibt dazu eine Handvoll beliebiger Wild- oder Gartenkräuter in ein Glasgefäß mit weiter Öffnung und übergießt die Kräuter mit einem halben Liter Apfel- oder Weißweinessig. Der Ansatz wird für zwei Wochen an einen warmen Ort gestellt, ab und zu geschüttelt und sodann durch Filterpapier abgeseiht. Man kann ihn nun mit Duftwasser – Jasmin, Lavendel, Flieder, Märzveilchen, je nach persönlichem Geschmack – auf die doppelte bis dreifache Menge verdünnen und für die Aufbewahrung in Flaschen abfüllen.

Ein Hinweis ist an dieser Stelle angebracht: Auch wenn die Wirkstoffe von Blüten durch Alkohol- oder Ölauszug gewonnen werden, ist es kein Nachteil, eine geringe Menge der jeweiligen getrockneten Blüten für das fertige Produkt aufzubewahren. Aus rein optischen Gründen nämlich. Naturkosmetik soll nicht nur gut zum Körper sein, sie darf auch das Auge erfreuen. Und es ist eben schön, in ein Glas mit Johanniskrautöl einige getrocknete Blütenköpfe des Johanniskrauts zu geben. Man muß bloß darauf achten, wirklich nur sorgfältig getrocknete und saubere Teile zu verwenden, um nicht durch die Zugabe der Verzierung die Haltbarkeit zu beeinträchtigen.

Cremes

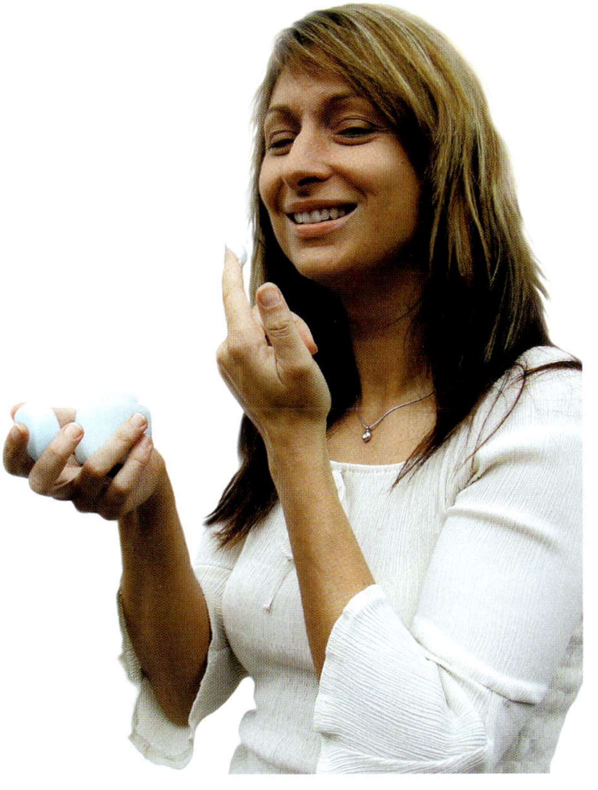

Die Haut hat von Natur aus einen Schutzmantel aus Talg und Wasser. Normalerweise lassen sich Fett bzw. Öl und Wasser nicht dauerhaft miteinander mischen. Gießt man Öl in Wasser, so trennt es sich selbst nach langem Rühren rasch wieder vom Wasser und bildet auf dessen Oberfläche einen Ölfilm. Beim Hautfett, dem Hydrolipidmantel der Haut, erfolgt diese Vermischung aber trotzdem und ständig aufs Neue, wenn die Talgdrüsen Fett oder die Schweißdrüsen die wäßrigen Bestandteile absondern. Das Geheimnis liegt in einem Stoff, den man Emulgator nennt. Die dauerhafte Vermengung von Öl und Wasser heißt demgemäß Emulsion. So ist die Hydrolipidschicht der Haut eine Emulsion, und jede Creme, die ja der Hydrolipidschicht entsprechen soll, muß ebenfalls eine Emulsion sein.

An sich unterscheidet man bei den Emulsionen zwei Arten: Wasser-in-Öl- und Öl-in-Wasser-Emulsionen, im chemischen Fachjargon kurz W/O- und O/W-Emulsionen genannt. Der Unterschied: Bei Öl-in-Wasser-Emulsionen umschließt der wäßrige Anteil den öligen. Milch beispielsweise ist eine O/W-Emulsion. Bei Wasser-in-Öl Emulsionen ist es umgekehrt, der ölige Anteil umschließt den wäßrigen.

Damit diese Umschließung jedoch stattfinden kann, benötigen Öl und Wasser einen Emulgator. Mit dem Wollwachs der Schafe, dem Lanolin anhydrid, haben wir einen natürlichen Emulgator, den man einerseits in jeder Apotheke und Drogerie bekommt und der andererseits für jeden Hauttyp gut verträglich ist und auch von der Haut bestens aufgenommen wird. Gewonnen wird Lanolin anhydrid übrigens im Zuge der Entfettung der Schafwolle. Es hat, obwohl es ein Fett ist, die Fähigkeit, ein Mehrfaches seines Gewichts an Wasser aufzunehmen. Was natürlich der Grund dafür ist, daß die Schafe auch bei strömendem Regen eine trockene Haut unter dem Wuschelpelz behalten und sich nicht ständig verkühlt über die Weide schleppen müssen. Für uns ist wichtig: Lanolin macht es möglich, Wasser- und Fettphase einer Creme dauerhaft miteinander zu verbinden.

Weil nun die beiden Begriffe Wasserphase und Fettphase bereits gefallen sind, befinden wir uns schon mitten in der Praxis der Cremeherstellung. An Geräten benötigt man dazu einen größeren Topf, zwei feuerfeste Bechergläser, idealerweise mit Meßskala, eine größere Glasschüssel, ein Küchenthermometer und einen Rührstab oder Mixer. Und natürlich Tiegel oder kleine Schraubdeckelgläser zum Abfüllen der fertigen Creme.

Die Fettphase besteht aus Bienenwachs als Konsistenzgeber, Öl und dem Emulgator Lanolin. Die Wasserphase kann ein Duftwasser, einfaches destilliertes Wasser oder ein frisch gebrühter Teeaufguß sein. Außerdem gibt es noch eine Reihe von Spezialitäten, die bei den Rezepten angeführt sind. Sie beieinflussen den grundsätzlichen Arbeitsablauf aber nicht.

Zuerst wird im Kochtopf Wasser auf rund 70 Grad Celsius erhitzt. Es darf dampfen, aber nicht kochen. Dann kommen Bienenwachs und Lanolin in eines der beiden Bechergläser und werden im Wasserbad geschmolzen. Sobald eine klare, gleichmäßige Schmelze entstanden ist, fügt man langsam das Öl hinzu. Diese Mischung bleibt im Wasserbad, bis sie sich auf knapp 70 Grad Celsius erwärmt hat.

Bis es soweit ist, hat man Zeit, die Wasserphase – Duftwasser, destilliertes Wasser – ebenfalls in ein Becherglas zu geben und direkt auf der Platte langsam auf 70 Grad Celsius zu erwärmen. Oder wenn Sie einen Aufguß von frischen oder getrockneten Blüten, Blättern oder Kräutern verwenden, diesen durch Übergießen der Pflanzenteile mit kochendem Wasser und Ziehenlassen für rund 10 Minuten herzustellen. Der Aufguß sollte dann auf 70 Grad Celsius abgekühlt sein, wenn er unter die ebenso temperierte Fettphase gerührt wird.

Es wird immer die Wasserphase in die Fettphase eingebracht, nie das Fett in das Wasser! Die Fettphase wird dazu aus dem Becherglas in die größere Schüssel umgegossen. Anschließend wird die Wasserphase tropfenweise zugegeben und dabei ständig mit dem Rührstab gerührt. Den

Mixer können Sie zwar auch verwenden, aber wenn, dann nur mit einem einzelnen statt mit beiden Rührbesen und auf der niedrigsten Geschwindigkeitsstufe. Die Creme darf keinesfalls schaumig gerührt werden!

Sind Fett- und Wasserphase gut miteinander verrührt, läßt man die Creme abkühlen und sich etwa eine halbe Stunde lang setzen. Sie verdichtet sich dabei, auch kann bei diesem „Absitzen" ein Großteil der Luft, der beim Rühren in die Creme gelangt ist, entweichen. Zuviel Luft in der Creme beeinträchtigt die Haltbarkeit. Will man ätherisches Öl oder selbsthergestellte Tinkturen unter die Creme mischen, ist der richtige Zeitpunkt dafür, sobald die Creme auf knapp unter 30 Grad Celsius abgekühlt ist. Ätherische Öle wie auch Tinkturen wirken sehr intensiv – man sollte immer nur wenige Tropfen davon unter die Creme rühren.

Hat die Creme Zimmertemperatur erreicht, rührt man sie mit dem Rührstab noch einmal gut durch und füllt sie anschließend in die Tiegel oder Schraubdeckelgläser ab. Das Fassungsvermögen dieser Behältnisse sollte zwischen 10 und 30 Milliliter liegen und möglichst nicht darüber.

Die Haltbarkeit der Cremes hängt von der Sauberkeit bei der Herstellung und der richtigen Lagerung ab. Sie sollten an einem kühlen, aber nicht kalten Ort aufbewahrt werden. Ein Schrank im Keller ist gut, das obere – weil wärmste – Fach im Kühlschrank tut es auch.

Die Herstellung von Cremes auf einen Blick

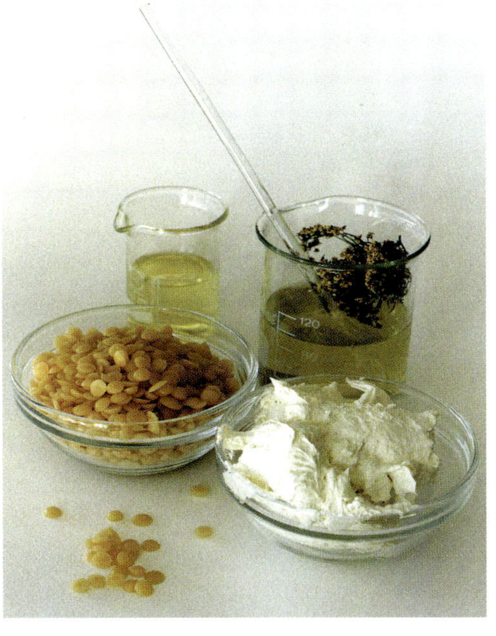

Die Zutaten:
Bienenwachs, Lanolin, Öl, Wasser oder Aufguß.

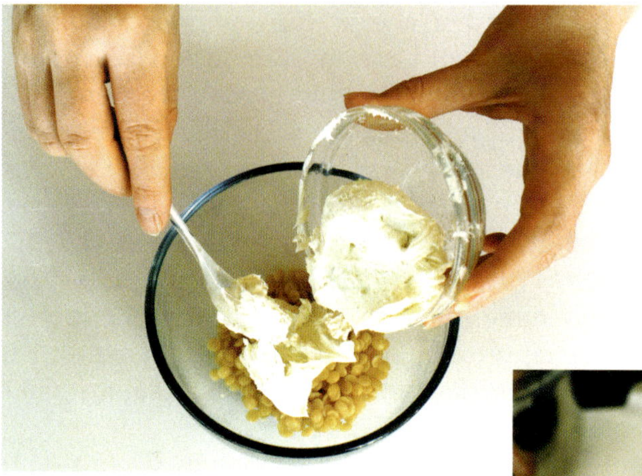

Bienenwachs und Lanolin in eine feuerfeste Schüssel geben.

Wachs und Lanolin im Wasserbad schmelzen.

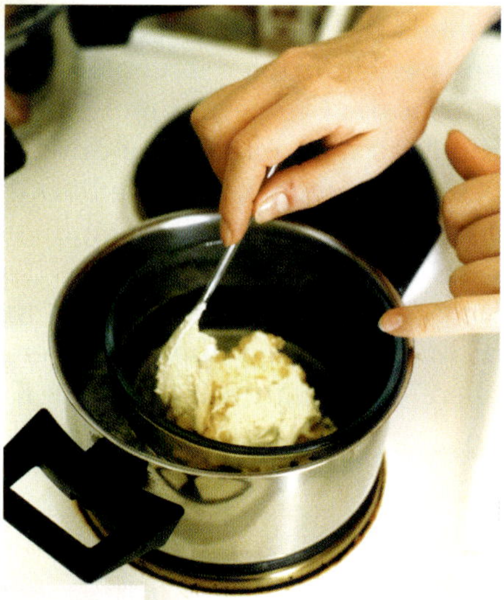

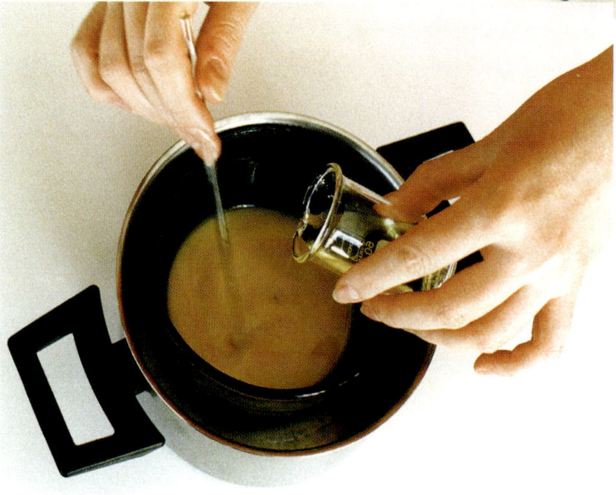

Langsam Öl hinzufügen.

Wasserphase tropfenweise zugeben und unterrühren.

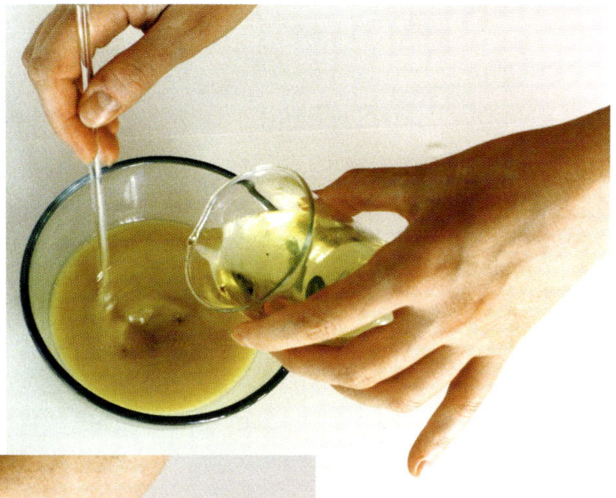

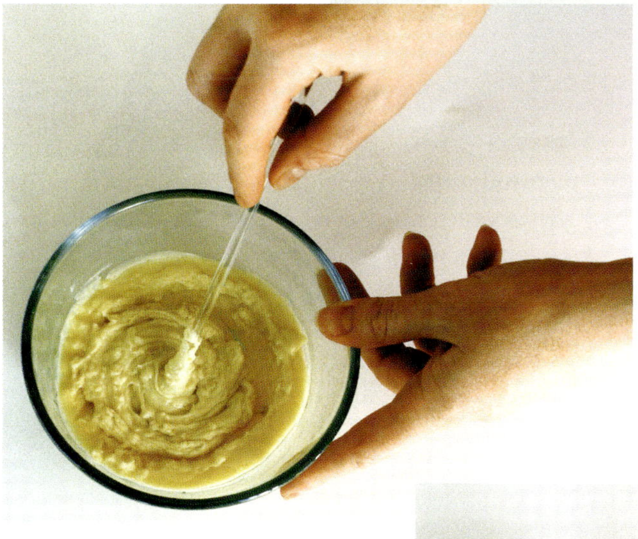

Vor dem Abfüllen noch einmal gut durchrühren und etwas „absitzen" lassen, damit die Luft aus der Creme entweichen kann.

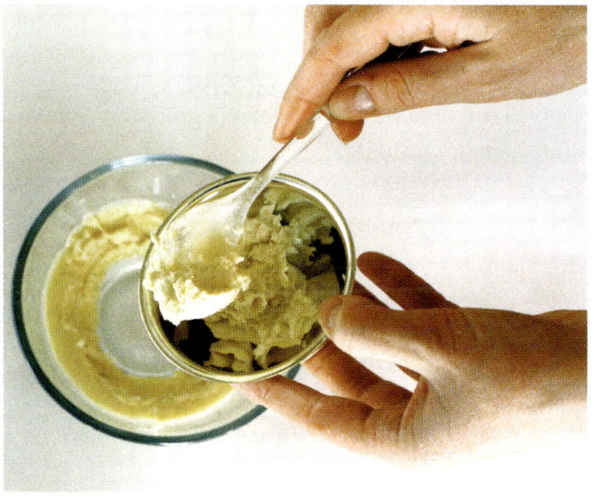

Abfüllen in kleine Tiegel oder Schraubdeckelgläser mit höchstens 30 ml Inhalt.

Kräutercremes für Hände und Gesicht

Holunderblütencreme 67

15 g Bienenwachs
45 g Lanolin anhydrid
125 ml Weizenkeimöl
125 ml Holunderblütenwasser

Mild adstringierende Creme für Mischhaut und normale Haut.

Bienenwachs und Lanolin im Wasserbad schmelzen, langsam das Weizenkeimöl zugeben. Sobald sich die Fettphase auf 70 Grad Celsius erwärmt hat, das Holunderblütenwasser tropfenweise zugeben und unterrühren. Abkühlen und setzen lassen, dann noch einmal gut, aber schonend durchrühren und in kleine, gut verschließbare Gefäße umfüllen.

Thymiancreme 74

15 g Bienenwachs
45 g Lanolin anhydrid
125 ml Thymianölauszug in Weizenkeimöl
125 ml Thymiantee

Ideal für fettige und unreine Haut. Wirkt desinfizierend und deshalb mildernd auf Pickel und Mitesser.

Bienenwachs und Lanolin im Wasserbad schmelzen, langsam den Thymianlölauszug zugeben. Sobald sich die Fettphase auf 70 Grad Celsius erwärmt hat, den Thymiantee tropfenweise zugeben und unterrühren. Abkühlen und setzen lassen, dann noch einmal gut, aber schonend durchrühren und in kleine, gut verschließbare Gefäße umfüllen.

Kräutercreme 48 65 66 74

15 g Bienenwachs
45 g Lanolin anhydrid
125 ml Weizenkeimöl
125 ml konzentrierter Teeaufguß aus Thymian, Minze, Salbeiund Rosmarin

Wirkt beruhigend auf jede Haut, die zu Unreinheiten neigt, pflegt, regelt die Talgproduktion und wirkt leicht desinfizierend.

Bienenwachs und Lanolin im Wasserbad schmelzen, langsam das Weizenkeimöl zugeben. Sobald sich die Fettphase auf 70 Grad Celsius erwärmt hat, den konzentrierten Kräuterteeaufguß tropfenweise zugeben und unterrühren. Abkühlen und setzen lassen, dann noch einmal gut, aber schonend durchrühren und in kleine, gut verschließbare Gefäße umfüllen.

ROSENCREME 64

15 g Bienenwachs
45 g Lanolin anhydrid
125 ml Weizenkeimöl
125 ml Rosenblütenwasser
3 Tropfen ätherisches Rosenöl

Duftende Creme für normale, trockene und empfindliche Haut.

Bienenwachs und Lanolin im Wasserbad schmelzen, langsam das Weizenkeimöl zugeben. Sobald sich die Fettphase auf 70 Grad Celsius erwärmt hat, das Rosenblütenwasser tropfenweise zugeben und unterrühren. Abkühlen und setzen lassen. Ist die Creme auf unter 30 Grad Celsius abgekühlt, 3 Tropfen ätherisches Rosenöl beigeben, dann noch einmal schonend durchrühren und in kleine, gut verschließbare Gefäße umfüllen.

SCHAFGARBENCREME 1

15 g Bienenwachs
45 g Lanolin anhydrid
125 ml Schafgarbenölauszug in Weizenkeimöl
125 ml konzentrierter Schafgarbentee
5 g Bienenhonig

Pflegende und klärende Creme für Mischhaut und normale Haut.

Bienenwachs und Lanolin im Wasserbad schmelzen, langsam den Schafgarbenölauszug zugeben. Sobald sich die Fettphase auf 70 Grad Celsius erwärmt hat, den konzentrierten Schafgarbentee tropfenweise zugeben und unterrühren. Abkühlen und setzen lassen. Sobald die Creme unter 40 Grad Celsius abgekühlt ist, den Bienenhonig zugeben, dann noch einmal durchrühren und in kleine, gut verschließbare Gefäße umfüllen.

LINDENBLÜTEN-PROPOLIS-CREME 75

15 g Bienenwachs
45 g Lanolin anhydrid
125 ml Weizenkeimöl
125 ml konzentrierter Lindenblütentee
5 g Propolis

Klärende, pflegende und desinfizierende Creme für fette Problemhaut mit Pickeln und Mitessern sowie für die empfindliche, zu Reizungen neigende Mischhaut und normale Haut.

Bienenwachs und Lanolin im Wasserbad schmelzen, langsam das Weizenkeimöl zugeben. Sobald sich die Fettphase auf 70 Grad Celsius erwärmt hat, den konzentrierten Lindenblütentee tropfenweise zugeben und unterrühren. Abkühlen und setzen lassen. Sobald die Creme auf unter 40 Grad Celsius abgekühlt ist, das fein gemahlene Propolispulver zugeben. Noch einmal gut, aber schonend durchrühren und in kleine, gut verschließbare Gefäße umfüllen.

DISTELCREME 70

15 g Bienenwachs
45 g Lanolin anhydrid
125 ml Gänsedistelölauszug in Weizenkeimöl
125 ml Gänsedistelabsud

Pflegende und straffende Creme für die reifere Mischhaut und normale Haut.

Bienenwachs und Lanolin im Wasserbad schmelzen, langsam den Distelölauszug zugeben. Sobald sich die Fettphase auf 70 Grad Celsius erwärmt hat, den Distelabsud tropfenweise zugeben und unterrühren. Abkühlen und setzen lassen, dann noch einmal gut, aber schonend durchrühren und in kleine, gut verschließbare Gefäße umfüllen.

JOHANNISKRAUTCREME 37

15 g Bienenwachs
45 g Lanolin anhydrid
125 ml Johanniskrautöl
125 ml destilliertes Wasser

Pflegende und beruhigende Creme für gereizte Haut.

Bienenwachs und Lanolin im Wasserbad schmelzen, langsam das Johanniskrautöl (Auszug der frischen Blüten in Weizenkeimöl) zugeben. Sobald sich die Fettphase auf 70 Grad Celsius erwärmt hat, das destillierte Wasser tropfenweise zugeben und unterrühren. Abkühlen und setzen lassen, dann noch einmal gut, aber schonend durchrühren und in kleine, gut verschließbare Gefäße umfüllen.

LILIENWURZELCREME 38

15 g Bienenwachs
45 g Lanolin anhydrid
125 ml Weizenkeimöl
125 ml Absud von 100 g getrockneter Lilienwurzel in destilliertem Wasser

Wertvolle Creme zur Verfeinerung, Pflege und Straffung von trockener, spröder und altersmüder Haut.

Bienenwachs und Lanolin im Wasserbad schmelzen, langsam das Weizenkeimöl zugeben. Sobald sich die Fettphase auf 70 Grad Celsius erwärmt hat, den Lilienwurzelabsud (er muß nach dem Übergießen mit dem kochenden destillierten Wasser 30 Minuten ziehen!) tropfenweise zugeben und unterrühren. Abkühlen und setzen lassen, dann noch einmal gut, aber schonend durchrühren und in kleine, gut verschließbare Gefäße umfüllen.

MELISSENCREME 47

15 g Bienenwachs
45 g Lanolin anhydrid
125 ml Melissenöl
125 ml Melissenblätterabsud

Erfrischende, pflegende und leicht straffend wirkende Creme für Mischhaut und normale Haut.

Bienenwachs und Lanolin im Wasserbad schmelzen, langsam das Melissenöl (Auszug von Melissenblättern in Weizenkeimöl) zugeben. Sobald sich die Fettphase auf 70 Grad Celsius erwärmt hat, den Melissenblätterabsud tropfenweise zugeben und unterrühren. Abkühlen und setzen lassen, dann noch einmal gut, aber schonend durchrühren und in kleine, gut verschließbare Gefäße umfüllen.

PFEFFERMINZCREME 48

15 g Bienenwachs
45 g Lanolin anhydrid
125 ml Weizenkeimöl
125 ml konzentrierter Pfefferminztee

Pflegende und erfrischende Creme für großporige, unreine und schlecht durchblutete Haut.

Bienenwachs und Lanolin im Wasserbad schmelzen, langsam das Weizenkeimöl zugeben. Sobald sich die Fettphase auf 70 Grad Celsius erwärmt hat, den konzentrierten Pfefferminztee tropfenweise zugeben und unterrühren. Abkühlen und setzen lassen, dann noch einmal gut, aber schonend durchrühren und in kleine, gut verschließbare Gefäße umfüllen.

SCHACHTELHALMCREME 27

15 g Bienenwachs
45 g Lanolin anhydrid
125 ml Weizenkeimöl
125 ml Schachtelhalmabsud mit Honig

Strafft die Haut, wirkt gegen Hautunreinheiten und schließt die Poren.

Die frischen Sprossen des Schachtelhalms werden in kleine Stücke geschnitten und gemeinsam mit einem Eßlöffel Honig in destilliertem Wasser 20 Minuten lang gesotten. Es soll köcheln, aber nicht kochen. Anschließend durch ein Sieb abgießen und den Absud beiseite stellen.

Bienenwachs und Lanolin im Wasserbad schmelzen, langsam das Weizenkeimöl zugeben. Sobald sich die Fettphase auf 70 Grad Celsius erwärmt hat, den Schachtelhalmabsud tropfenweise zugeben und unterrühren. Abkühlen und setzen lassen, dann noch einmal gut, aber schonend durchrühren und abfüllen.

BRENNESSELCREME 77

15 g Bienenwachs
45 g Lanolin anhydrid
125 ml Weizenkeimöl
125 ml konzentrierter Brennesselabsud

Wirkt sanft durchblutungsfördernd und straffend.

Frische Brennesselblätter werden in Wasser kurz aufgekocht, dann läßt man sie 20 Minuten ziehen und seiht den Absud ab. Bienenwachs und Lanolin im Wasserbad schmelzen, langsam das Weizenkeimöl zugeben. Sobald sich die Fettphase auf 70 Grad Celsius erwärmt hat, den Brennesselabsud tropfenweise zugeben und unterrühren. Abkühlen und setzen lassen, dann noch einmal durchrühren und abfüllen.

TORMENTILLCREME 56

15 g Bienenwachs
45 g Lanolin anhydrid
125 ml Tormentill- (Blutwurz-) Ölabsud
125 ml destilliertes Wasser

Reinigt die Haut und macht sie glatt und geschmeidig.

100 Gramm kleingehackte Blutwurzstücke werden mit 150 ml Weizenkeimöl übergossen und in einem emaillierten Topf bis zum Sieden erhitzt. 30 Minuten sieden, dann ein Sieb abgießen. Bienenwachs und Lanolin im Wasserbad schmelzen, langsam den Blutwurzölabsud zugeben. Sobald sich die Fettphase auf 70 Grad Celsius erwärmt hat, das destillierte Wasser tropfenweise zugeben und unterrühren. Abkühlen und setzen lassen, dann noch einmal durchrühren und abfüllen.

WALDMEISTERCREME 14

15 g Bienenwachs
45 g Lanolin anhydrid
125 ml Weizenkeimöl
125 ml Waldmeisterabsud

Mild reinigende Creme, besonders für fleckige Mischhaut und altersmüde Haut.

Zwei frische Waldmeisterzweige und einen Eßlöffel Bienenhonig in 150 ml Wasser eine Viertelstunde köcheln lassen. Nach dem Abgießen bleiben mindestens die für die Creme benötigten 125 ml Absud übrig. Bienenwachs und Lanolin im Wasserbad schmelzen, langsam das Weizenkeimöl zugeben. Sobald sich die Fettphase auf 70 Grad Celsius erwärmt hat, den Waldmeisterabsud tropfenweise zugeben und unterrühren. Abkühlen und setzen lassen, dann noch einmal durchrühren und abfüllen.

HOPFENBLÜTENCREME 36

15 g Bienenwachs
45 g Lanolin anhydrid
125 ml Weizenkeimöl
125 ml Hopfenblütenwasser

Straffende Creme für Mischhaut und normale Haut.

Hopfenblütenwasser erhält man, indem man die frisch geöffneten Hopfenblüten mit (nicht erwärmtem) destilliertem Wasser übergießt und gut 24 Stunden ausziehen läßt. Man kann es zur Zeit der Hopfenblüte auch auf Vorrat herstellen. Bienenwachs und Lanolin im Wasserbad schmelzen, langsam das Weizenkeimöl zugeben. Sobald sich die Fettphase auf 70 Grad Celsius erwärmt hat, das Hopfenblütenwasser tropfenweise zugeben und unterrühren. Abkühlen und setzen lassen, dann noch einmal durchrühren und abfüllen.

WEGERICHCREME 54

15 g Bienenwachs
45 g Lanolin anhydrid
125 ml Weizenkeimöl
125 ml Wegerichabsud

Mild pflegende Creme für sehr empfindliche Haut.

Wegerichblätter und einige Tropfen Zitronensaft in destilliertem Wasser zum Köcheln bringen und etwa 20 Minuten in diesem Zustand belassen. Dann durch ein Sieb abgießen und beiseite stellen. Bienenwachs und Lanolin im Wasserbad schmelzen, langsam das Weizenkeimöl zugeben. Sobald sich die Fettphase auf 70 Grad Celsius erwärmt hat, den Wegerichabsud tropfenweise zugeben und unterrühren. Abkühlen und setzen lassen, noch einmal durchrühren und in kleine Gefäße umfüllen.

BIRKENCREME MIT HONIG 15

15 g Bienenwachs
45 g Lanolin anhydrid
125 ml Weizenkeimöl
125 ml Birkenblätterabsud
1 Eßlöffel Honig

Straffende Creme für Mischhaut und normale Haut.

Bienenwachs und Lanolin im Wasserbad schmelzen, langsam das Weizenkeimöl zugeben. Sobald sich die Fettphase auf 70 Grad Celsius erwärmt hat, den konzentrierten Absud aus frischen Birkenblättern tropfenweise zugeben und unterrühren. Abkühlen und setzen lassen. Sobald die Creme auf unter 40 Grad Celsius abgekühlt ist, den Honig beigeben. Dann nochmals durchrühren und abfüllen.

FETT- UND NÄHRCREMES

GOLDNESSELFETTCREME 41

500 g frische Goldnesselblätter
30 g Bienenwachs
100 ml Weizenkeimöl

Nährende und hautklärende Nachtcreme für trockene und normale Haut.

Goldnesselblätter, Bienenwachs im Weizenkeimöl in einer emaillierten Pfanne auf kleiner Flamme erhitzen, bis das Wachs vollständig geschmolzen ist. Dann eine Stunde stehen lassen, noch einmal erhitzen und etwa zehn Minuten leicht sieden lassen. Dann abseihen und in Schraubdeckelgläser füllen.

RINGELBLUMENFETTCREME 16

500 g Ringelblumenblüten
500 ml Weingeist
500 ml Weizenkeimöl
30 g Bienenwachs

Als Nachtcreme macht sie die Haut weich und glatt und beseitigt Hautunreinheiten.

Frische Ringelblumenblüten werden in einem Glas mit Weingeist übergossen. Das Glas wird für eine Woche in die Sonne gestellt und regelmäßig zweimal täglich gut geschüttelt. Dann die Tinktur abseihen. Das Weizenkeimöl wird in einer emaillierten Pfanne erhitzt, das Bienenwachs darin geschmolzen. Von der Kochplatte nehmen und die Ringelblumentinktur langsam zugießen. Gut durchrühren und vor dem Erkalten in Schraubdeckelgläser abfüllen.

APFELNÄHRCREME 45

500 g Fruchtfleisch von Äpfeln, in Spalten geschnitten
500 ml Weizenkeimöl
30 g Bienenwachs
10 g Lanolin anhydrid
100 ml Blütenwasser

Als Nachtcreme eine wohltuende Pflege für jeden Hauttyp und macht die Haut seidig-glatt und geschmeidig.

Apfelspalten werden im Mixer fein püriert. In einer emaillierten Pfanne erhitzt man sodann das Weizenkeimöl und schmilzt darin Bienenwachs und Lanolin. Sobald eine gleichmäßige Schmelze entstanden ist, das Apfelmus beigeben, gut durchrühren und dann von der Platte nehmen. Unter fortgesetztem Rühren langsam das Blütenwasser (Apfelblüten- ist ideal, es kann aber auch Rosen-, Flieder- oder Holunderblütenwasser sein) zugeben. Noch einmal erhitzen, anschließend durch ein Sieb passieren und in Gläser abfüllen.

KNOBLAUCHNÄHRCREME 6

10 Knoblauchzehen
500 ml Weizenkeimöl
30 g Bienenwachs

Wirkt als Nachtcreme mild adstringierend, hautklärend und pflegend für trockene, empfindliche und zu Rötungen neigende Haut. Keine Bange – sie riecht nicht so streng, wie Sie vielleicht vermuten!

In einer emaillierten Pfanne die fein zerdrückten Knoblauchzehen im Weizenkeimöl erwärmen, aber keinesfalls rösten. Dann von der Platte nehmen und vier Stunden stehenlassen. Durch ein feines Sieb passieren, den Ölauszug wieder erwärmen und das Bienenwachs darin schmelzen. Sobald eine klare und gleichmäßige Schmelze entstanden ist, vom Herd nehmen, gut durchrühren und in Schraubdeckelgläser abfüllen. Erst nach dem Erkalten verschließen!

WEGERICHNÄHRCREME 8 11 54 67

300 g Wegerichblätter
je 50 g Blätter von Eberraute, Johannisbeere und Engelwurz
50 g Holunderblüten
300 ml Weizenkeimöl
50 g Bienenwachs

Nachtcreme, die von jeder Haut gut vertragen wird und jede Haut dabei unterstützt, glatt und weich zu werden.

Alle Kräuter klein schneiden, durchmischen und die Holunderblüten dazugeben. In einer emaillierten Pfanne mit dem Weizenkeimöl übergießen, erhitzen und 30 Minuten lang schwach köcheln lassen. Dann durch ein Sieb abgießen. Das Öl erneut erwärmen und das Bienenwachs darin schmelzen. Sobald eine klare und gleichmäßige Schmelze entstanden ist, von der Platte nehmen, gut durchrühren und in kleine Schraubdeckelgläser füllen. Nach dem Erkalten die Gläser verschließen.

FRUCHTIGE FRISCH-CREME MIT MARILLEN 59

500 g Fruchtfleisch von Marillen (Aprikosen)
500 ml Weizenkeimöl
30 g Bienenwachs
5 ml Weingeist

Nachtcreme mit pflegender und nährender Wirkung für trockene, rissige oder von der Sonne ausgedörrte Haut.

Die geschälten Marillen werden im Mixer fein püriert. In einer emaillierten Pfanne erhitzt man sodann das Weizenkeimöl und schmilzt darin das Bienenwachs. Sobald eine gleichmäßige Schmelze entstanden ist, das Marillenmus beigeben, gut durchrühren und dann von der Platte nehmen. Durch ein feines Sieb passieren, den Weingeist unterrühren und in Schraubdeckelgläser abfüllen. Nach dem Erkalten die Gläser verschließen.

FRUCHTIGE FRISCH-CREME MIT PFIRSICH

58

500 g Pfirsich-Fruchtfleisch
500 ml Weizenkeimöl
30 g Bienenwachs
5 ml Weingeist

Beruhigt als Nachtcreme gereizte, trockene Haut.

Die geschälten Pfirische werden im Mixer fein püriert. In einer emaillierten Pfanne erhitzt man sodann das Weizenkeimöl und schmilzt darin das Bienenwachs. Sobald eine gleichmäßige Schmelze entstanden ist, das sehr saftige Pfirsichmus beigeben, gut durchrühren und dann von der Platte nehmen. Durch ein feines Sieb passieren, den Weingeist unterrühren und in Schraubdeckelgläser abfüllen. Nach dem Erkalten die Gläser verschließen.

GURKENNÄHRCREME

25

15 g Bienenwachs
45 g Lanolin anhydrid
125 ml Weizenkeimöl
125 ml Gurkensaft

Ein wahres Kraftfutter für jede Haut! Sie spendet Feuchtigkeit, erfrischt und glättet.

Zwei frische Salatgurken schälen, in kleine Stücke schneiden und im Mixer pürieren. Das Gurkenpüree durch ein sehr feines Sieb abgießen, damit man einen klaren Gurkensaft erhält. Für die Creme braucht man davon genau einen Achtelliter.

Bienenwachs und Lanolin im Wasserbad schmelzen, langsam das Weizenkeimöl zugeben. Sobald sich die Fettphase auf 70 Grad Celsius erwärmt hat, den Gurkensaft tropfenweise zugeben und unterrühren. Abkühlen und setzen lassen, dann noch einmal durchrühren und abfüllen.

SALBEN

Was Salben von Cremes unterscheidet, ist das Fehlen der Wasserphase. Man benötigt deshalb auch keinen Emulgator. Salben geben der Haut keine Feuchtigkeit, sondern dienen vor allem pflegenden und heilenden Zwecken. Sie bestehen aus Bienenwachs als Konsistenzgeber und Öl als Wirkstoffträger. Weil sie in der Herstellung recht einfach sind, bieten sie sich für den Einstieg in das Selbermachen von kosmetischen Produkten an.

Bevor man an die Herstellung einer Salbe geht, benötigt man einen Ölauszug jener Pflanzen oder Pflanzenteile, deren Wirkstoffe die Salbe an die Haut bringen soll. Also Lavendelöl, Thymianöl, Johanniskrautöl, Ringelblumenöl, Rosenblütenöl, Arnikaöl und so weiter. Dann wird das Bienenwachs in einem feuerfesten Becherglas im Wasserbad bei 70 Grad Celsius geschmolzen und schließlich das Öl hinzugefügt und gut mit dem flüssigen Wachs verrührt.

Sobald eine gleichmäßige klare Fettschmelze entstanden ist, nimmt man das Glas aus dem Wasserbad und rührt die Salbe glatt. Dazu kann man den Mixer verwenden. Anschließend läßt man sie eine Stunde lang ruhen, rührt nochmals schonend durch und füllt sie in kleine Schraubdeckelgläser ab. Da eine Salbe kein Wasser enthält, ist sie im verschlossenen Glas mindestens ein Jahr haltbar. Man kann Salben also durchaus auf Vorrat produzieren.

Ein Tip für die Anwendung: Salben wirken am besten, wenn sie auf die zuvor mit Wasser befeuchtete (Gesichts-) Haut aufgetragen werden!

THYMIANSALBE 74

100 ml Thymianölauszug in Weizenkeimöl
15 g Bienenwachs

Wirkt bei Akne, unreiner und fettiger Haut pflegend und entzündungshemmend.

Bienenwachs in einem feuerfesten Becherglas im Wasserbad bei 70 Grad Celsius schmelzen, das Thymianöl hinzufügen und gut mit dem flüssigen Wachs verrühren. Sobald eine gleichmäßige, klare Fettschmelze entstanden ist, nimmt man das Glas aus dem Wasserbad und rührt die Salbe glatt. In Schraubdeckelgläser füllen, abkühlen lassen und dann gut verschließen.

LAVENDELSALBE 42

100 ml Lavendelölauszug in Weizenkeimöl
15 g Bienenwachs

Beruhigt leicht reizbare Haut.

Bienenwachs in einem feuerfesten Becherglas im Wasserbad bei 70 Grad Celsius schmelzen, das Lavendelöl hinzufügen und gut mit dem flüssigen Wachs verrühren. Sobald eine gleichmäßige, klare Fettschmelze entstanden ist, nimmt man das Glas aus dem Wasserbad, rührt die Salbe glatt und füllt sie in Schraubdeckelgläser. Abkühlen lassen und dann gut verschließen.

Arnikasalbe

10

100 ml Arnikaölauszug in Weizenkeimöl
15 g Bienenwachs

Gut geeignet für unreine und fettige Haut.

Bienenwachs in einem feuerfesten Becherglas im Wasserbad bei 70 Grad Celsius schmelzen, das Arnikaöl hinzufügen und gut mit dem flüssigen Wachs verrühren. Sobald eine gleichmäßige, klare Fettschmelze entstanden ist, das Glas aus dem Wasserbad nehmen und die Salbe glattrühren. In Schraubdeckelgläser füllen, abkühlen lassen und dann gut verschließen.

Blutwurzsalbe

56

100 ml Blutwurzölauszug in Weizenkeimöl
15 g Bienenwachs

Hilft bei unreiner, rauher oder rissiger Haut.

Bienenwachs in einem feuerfesten Becherglas im Wasserbad bei 70 Grad Celsius schmelzen, das Blutwurzöl hinzufügen und gut mit dem flüssigen Wachs verrühren. Sobald eine gleichmäßige, klare Fettschmelze entstanden ist, das Glas aus dem Wasserbad nehmen, die Salbe glattrühren und abfüllen.

Rosenblütensalbe

64

100 ml Rosenblütenölauszug in Weizenkeimöl
15 g Bienenwachs

Sehr wertvolle Pflege für trockene, empfindliche Haut.

Bienenwachs in einem feuerfesten Becherglas im Wasserbad bei 70 Grad Celsius schmelzen, das Rosenblütenöl hinzufügen und gut mit dem flüssigen Wachs verrühren. Sobald eine gleichmäßige, klare Fettschmelze entstanden ist, das Glas aus dem Wasserbad nehmen, die Salbe glattrühren und abfüllen.

Melissensalbe

47

100 ml Melissenblätterölauszug in Weizenkeimöl
15 g Bienenwachs

Für fette, empfindliche Haut gut geeignet.

Bienenwachs in einem feuerfesten Becherglas im Wasserbad bei 70 Grad Celsius schmelzen, das Melissenöl hinzufügen und gut mit dem flüssigen Wachs verrühren. Sobald eine gleichmäßige, klare Fettschmelze entstanden ist, das Glas aus dem Wasserbad nehmen, die Salbe glattrühren und abfüllen.

WEGERICHSALBE 54

100 ml Wegerichölauszug in Weizenkeimöl
15 g Bienenwachs

Eine Wohltat für empfindliche, trockene Haut.

Bienenwachs in einem feuerfesten Becherglas im Wasserbad bei 70 Grad Celsius schmelzen, das Wegerichöl hinzufügen und gut mit dem flüssigen Wachs verrühren. Sobald eine gleichmäßige, klare Fettschmelze entstanden ist, das Glas aus dem Wasserbad nehmen, die Salbe glattrühren und abfüllen.

HOLUNDERBLÜTENSALBE 67

100 ml Holunderblütenölauszug in Weizenkeimöl
15 g Bienenwachs

Wirkt lindernd bei unreiner, reizbarer, trockener Haut.

Bienenwachs in einem feuerfesten Becherglas im Wasserbad bei 70 Grad Celsius schmelzen, das Holunderblütenöl hinzufügen und gut mit dem flüssigen Wachs verrühren. Sobald eine gleichmäßige, klare Fettschmelze entstanden ist, das Glas aus dem Wasserbad nehmen, die Salbe glattrühren und abfüllen.

RINGELBLUMENSALBE MIT PROPOLIS 16

100 ml Ringelblumenölauszug in Weizenkeimöl
15 g Bienenwachs
10 g Propolis, fein pulverisiert

Ein bewährtes Mittel bei Akne, unreiner, fettiger und entzündlicher Haut und wirkt zudem lindernd bei Juckreiz.

Bienenwachs in einem feuerfesten Becherglas im Wasserbad bei 70 Grad Celsius schmelzen, das Ringelblumenöl hinzufügen und gut mit dem flüssigen Wachs verrühren. Sobald eine gleichmäßige, klare Fettschmelze entstanden ist, nimmt man das Glas aus dem Wasserbad und rührt die Salbe glatt. Auf unter 40 Grad Celsius abkühlen lassen, das Propolispulver zugeben, nochmals gut und gleichmäßig durchrühren, abkühlen lassen und abfüllen.

LÖWENZAHNWURZELSALBE 73

100 ml Löwenzahnwurzelölauszug in Weizenkeimöl
15 g Bienenwachs

Für unreine Mischhaut sehr gut geeignet.

Wachs im Wasserbad bei 70 Grad Celsius schmelzen, das Löwenzahnwurzelöl hinzufügen und gut mit dem flüssigen Wachs verrühren. Sobald eine gleichmäßige, klare Schmelze entstanden ist, das Glas aus dem Wasserbad nehmen, die Salbe glattrühren und abfüllen.

Reinigungscremes und Peeling

Reinigungscremes sind, genaugenommen, keine Cremes, sondern Salben. Sie dienen dazu, Make-up, Reste von Gesichtscremes und fettlöslichen Schmutz von der Gesichtshaut zu entfernen. Sie reinigen gründlich und verhindern, daß die Poren durch fettige Reste verstopft werden. Der Nachteil von Reinigungscremes ist, daß sie nicht mit Wasser abgewaschen werden können.

Die richtige Anwendung von Reinigungscremes sieht so aus, daß die Reinigungscreme mit den Fingern gut und mit kreisenden Bewegungen in die Haut eingerieben wird. Anschließend wird sie gemeinsam mit den gelösten Make-up- und Schmutzpartikeln mit einem weichen Papiertuch oder mit Abschminkpads entfernt. Anschließend wird das Gesicht gründlich mit warmem Wasser gewaschen.

Reinigungscremes werden auf die gleiche Art hergestellt wie Salben. Als Öl wird man etwas Frischduftiges verwenden, wie beispielsweise Zitronenmelissenöl oder Minzenöl. Aber wie bei allen Kompositionen ist das eine Frage des persönlichen Geschmacks. Und falls Sie zu fettiger oder entzündlicher Haut neigen, können Sie die Reinigung mit etwas Pflege verbinden, indem Sie Kamillenöl verwenden.

Sollen mit dem Reinigen und Abschminken auch verhornte Hautzellen entfernt werden, ist ein Peeling genau richtig. Das Einmassieren wird durch die enthaltenen Körnchen – fein gemahlene Mandeln, Walnußschalen, Birkenrinde – zu einem richtigen Wegrubbeln der verhornten Hautzellen.

Reinigungsmilch enthält zusätzlich zur Ölphase auch eine Wasserphase. Sie benötigt also einen Emulgator, kann aber, im Gegensatz zu einer Creme, ohne Konsistenzgeber auskommen. Hergestellt wird sie wie eine Creme, jedoch wird nur Lanolin im Wasserbad geschmolzen, diesem das Öl zugefügt und anschließend die Wasserphase tropfenweise eingerührt. Die Reinigungsmilch hat gegenüber der Reinigungscreme den Vorteil, daß sie auch wasserlösliche Partikel von der Haut und aus den Poren entfernt.

Fette Abschminkcreme

100 ml Weizenkeimöl
5 g Bienenwachs
3 Tropfen ätherisches Öl nach Geschmack

Bienenwachs im Wasserbad schmelzen, Weizenkeimöl hinzufügen und weiter erwärmen, bis eine gleichmäßige Schmelze entstanden ist. Dann aus dem Wasserbad nehmen, kaltrühren und ätherisches Öl beigeben.

KAMILLEN-REINIGUNGSMILCH 9

5 g Bienenwachs
5 g Lanolin anhydrid
100 ml Weizenkeimöl
250 ml Kamillenblütenabsud

Für normale und trockene Haut geeignet. Sie wirkt auf gereizte Haut besänftigend.

Bienenwachs und Lanolin im Wasserbad schmelzen. Sobald eine gleichmäßige Schmelze entstanden ist, Weizenkeimöl beigeben und gleichmäßig unterrühren. Weiter erwärmen auf rund 70 Grad Celsius, dann den noch warmen Kamillenblütenabsud – einen sehr konzentrierten Kamillentee – beigeben. Aus dem Wasserbad nehmen, gut durchrühren und abkühlen lassen.

THYMIAN-REINIGUNGSMILCH 74

5 g Bienenwachs
5 g Lanolin anhydrid
100 ml Weizenkeimöl
250 ml Thymianabsud

Für normale und fette Haut geeignet; reinigt nicht nur, sondern wirkt auch leicht desinfizierend.

Bienenwachs und Lanolin im Wasserbad schmelzen. Sobald eine gleichmäßige Schmelze entstanden ist, Weizenkeimöl beigeben und gleichmäßig unterrühren. Weiter erwärmen auf rund 70 Grad Celsius, dann den noch warmen Thymianabsud beigeben. Aus dem Wasserbad nehmen, gut durchrühren und abkühlen lassen.

GÄNSEDISTELMILCH 70

100 g Stengel der Gänsedistel
5 g Bienenwachs
5 g Lanolin anhydrid
100 ml Weizenkeimöl

Besonders für fette Haut mit Unreinheiten geeignet!

Die kleingeschnittenen Stengel der Gänsedistel in einem Viertelliter Wasser eine Viertelstunde köcheln lassen. Den so erhaltenen trüben Absud abseihen und beiseite stellen. Bienenwachs und Lanolin im Wasserbad schmelzen, Weizenkeimöl hinzufügen, gut durchrühren und den Gänsedistelabsud beigeben. Aus dem Wasserbad nehmen, noch einmal durchrühren und abkühlen lassen.

Übrigens: Der pure Gänsedistelabsud ist ein wirkungsvolles Gesichtsbad gegen Pickel und Mitesser! Man trägt ihn mit einem Wattebausch auf die zuvor gereinigte Gesichtshaut auf und läßt ihn „Schicht für Schicht“ eintrocknen.

Gurkenmilch

25

10 g Bienenwachs
5 g Lanolin anhydrid
100 ml Weizenkeimöl
2 Gurken

Mild reinigende und pflegende Gesichtsmilch für jeden Hauttyp.

Bienenwachs und Lanolin im Wasserbad schmelzen, Weizenkeimöl hinzufügen, weiter erwärmen, bis eine gleichmäßige Schmelze erreicht ist. Gut durchrühren und dann von der Platte nehmen. Zwei Gurken im Mixer pürieren, den Saft abscihen und tropfenweise in die noch warme Wachs-Ölschmelze einrühren. Es entsteht eine sehr cremige Lotion von blaßgrüner Farbe. Noch warm in Schraubdeckelgläser abfüllen.

Rosmarin-Peeling-Creme

65

10 g Bienenwachs
5 g Lanolin anhydrid
100 ml Rosmarin-Ölauszug
100 ml Rosmarin-Absud
60 g fein geriebene Mandeln

Für jeden Hauttyp geeignet und eine duftig-rubbelige Wohltat für das Gesicht.

Bienenwachs und Lanolin im Wasserbad schmelzen, in die klare Schmelze den Rosmarin-Ölauszug einrühren und auf knapp 70 Grad Celsius weitererwärmen. Von der Platte nehmen und den Rosmarin-Absud (einen sehr konzentrierten Tee) tropfenweise einrühren. Die fein geriebenen Mandeln unterrühren, abkühlen lassen und nochmals gut durchrühren. In Schraubdeckelgläser abfüllen.

Holunder-Peeling

67

120 g fein geriebene Mandeln
500 ml Holunderblütenwasser
5g Bienenwachs
50 g geschabte Kernseife
100 ml Weingeist

Anstelle von Holunderblüten kann man auch Apfelblüten, Pfirsichblüten oder Löwenzahnblüten verwenden!

Die fein geriebenen Mandeln werden im Mörser mit 350 ml Holunderblütenwasser übergossen und zu einer Emulsion verrührt. Daneben wird auf kleiner Flamme das restliche Holunderblütenwasser erwärmt und die geschabte Kernseife darin gelöst. Dann kommt unter ständigem Rühren das Bienenwachs hinzu. Wenn eine gleichmäßige Konsistenz erreicht ist, über die Mandel-Holunderblütenemulsion im Mörser gießen und gut verrühren. Dann langsam und unter ständigem Rühren den Weingeist zugeben. Abkühlen lassen, gut durchrühren und in Fläschchen abfüllen.

Gesichtswasser, Lotionen und Tonics

Gesichtswasser nennt man auch Lotion oder Tonic. Es hat einen zweifachen Zweck. Der eine ist, daß es nach der Reinigung mit Milch oder Creme dazu dient, letzte Verunreinigungen aus den Poren zu entfernen und die Haut zu erfrischen. Der zweite, die Haut bei der Ergänzung des durch die Reinigung angegriffenen oder gar entfernten Säureschutzmantels zu unterstützen. Außerdem kommt neben der erfrischenden noch eine beruhigende Funktion für leicht gerötete, gereizte oder nervöse Haut hinzu. Gesichtswasser enthält stark verdünnten Alkohol und vornehmlich wäßrige Kräuterauszüge. Bei entsprechender Auswahl der Kräuter desinfiziert das Gesichtswasser und hilft bei Hautunreinheiten, Pickeln, Mitessern und Akne. Besonders bei Akne ist es empfehlenswert, dem Gesichtswasser Propolistinktur beizufügen. Propolis ist eines der wirkungsvollsten Mittel gegen Akne. Die Tinktur besteht nur aus Alkohol und Propolis und bietet sich damit für die Zugabe zum Gesichtswasser geradezu an.

Alkoholhaltiges Gesichtswasser ist bei normaler und besonders bei unreiner, fetter Haut und bei Mischhaut empfehlenswert. Eine trockene Haut verträgt alkoholhaltiges Gesichtswasser nicht so gut, weil dieses die Haut noch mehr entfettet. Für trockene Haut empfiehlt sich die Verwendung von Kräuterauszügen in Obst- oder Weinessig oder zumindest die Zugabe einiger Tropfen Essig zum verwendeten Duftwasser. Essig in geringer Konzentration im Gesichtswasser wirkt ebenso erfrischend wie ein alkoholisches Tonic, unterstützt den Wiederaufbau des Säuremantels, läßt aber die Hautfette unangetastet.

Bei der Anwendung von Gesichtswasser wird häufig nicht richtig vorgegangen. Es ist ungünstig, das Gesichtswasser mit einem Sprühflakon auf die Haut zu sprühen und abtrocknen zu lassen. Gerade trockene Haut neigt dann dazu, rissig zu werden. Die richtige Anwendung von Gesichtswasser sieht so aus, daß man es auf einen Wattebausch oder ein Pad träufelt und damit die Haut gut ab- und einreibt.

Alle Duftwasser, die man als wäßrige Phase für die Cremeherstellung nutzt, sind auch für Tonics bestens geeignet. Ob Rosen-, Lilien-, Thymian-, Kamillen-, Veilchen-, Rapunzel- oder Lindenblütenauszug – die Wahl hängt vom persönlichen Geschmack und von den Bedürfnissen der Haut ab. Einige Kräuter eignen sich für Tonics besonders gut durch ihre Wirksamkeit bei den verschiedensten Hautproblemen. Darauf wird bei den einzelnen Rezepten besonders verwiesen. Gleiches gilt für die Zugabe von Honig als pflegende und nährende Substanz.

Weil das Gesichtswasser für Reinigung und Pflege eine so große Bedeutung hat, hier noch einmal kurz und bündig die allgemeine Regel: Fette, unreine Haut, auch mit Pickeln und Mitessern, sowie eher fettige Mischhaut braucht ein Gesichtswasser mit Alkohol. Jugendliche Problemhaut mit Akne und ältere Haut mit hartnäckigen Pickeln oder Unreinheiten wird mit Propolistinktur im Gesichtswasser geheilt. Trockene Haut verträgt dagegen keinen Alkohol im Gesichtswasser und bekommt stattdessen Essig. Bei normaler Haut kann man beides verwenden.

Gesichtswasser wird für längerfristigen Gebrauch hergestellt. Alkohol oder Essig wirken als natürliche Konservierungsmittel, so daß man allgemein bei kühler Lagerung der nicht angebrochenen und bis zum Rand gefüllten Flaschen von einer Mindesthaltbarkeit von einem Jahr ausgehen kann.

Lilienwurzel-Lotion

38

50 g getrocknete Lilienwurzel
20 g Bienenhonig
100 ml Kamillenblütentinktur
500 ml destilliertes Wasser

Erfrischt, glättet und fördert die Durchblutung der Haut.

Die kleingeschnittene getrocknete Lilienwurzel wird in das kochende destillierte Wasser gegeben und mit wenig Hitze eine Stunde lang schonend gesotten. Dann in eine Schüssel umfüllen und einen Tag lang ziehen lassen. Danach abseihen, auf knapp 40 Grad Celsius erwärmen und den Honig darin auflösen. Gut durchrühren, Kamillentinktur beigeben und in Flaschen füllen.

Lavendel-Lotion

42

20 g getrocknete Lavendelblüten
100 ml Apfelessig
300 ml destilliertes Wasser

Die Lavendelblüten in ein gut verschließbares Glas füllen, mit dem destillierten Wasser und dem Essig auffüllen und eine Woche lang an einem warmen Ort ziehen lassen. Täglich gut durchschütteln. Dann abseihen und in Flaschen füllen.

Eibisch-Lotion

7 | 47

20 g getrocknete Eibischwurzel
250 ml destilliertes Wasser
10 g Bienenhonig
20 ml Melissentinktur

Klärt unreine Haut und wirkt beruhigend auf nervöse, leicht entzündliche Haut.

Die getrocknete und kleingeschnittene Eibischwurzel wird in einer Schüssel mit dem destillierten Wasser übergossen und einen Tag stehen gelassen. Dann abseihen, auf knapp 40 Grad Celsius erwärmen und den Bienenhonig darin auflösen. Gut durchrühren, die Melissentinktur beigeben, abkühlen lassen und in Flaschen abfüllen.

Die Eibischwurzel darf immer nur kalt angesetzt und nicht gekocht werden. Durch Kochen würden die wertvollen Enzyme großteils verlorengehen.

Gundelreben-Tonic

52

2 Handvoll frische Pflanzen ohne Wurzeln
500 ml destilliertes Wasser
50 ml Obstessig

Wirkt adstringierend, klärt die Haut und kann auch Unreinheiten entfernen.

Die ganzen frischen Pflanzen ohne Wurzeln werden mit dem kochenden destillierten Wasser übergossen und bis zum Erkalten stehen gelassen. Dann abseihen, durch einen Kaffeefilter gießen und den Obstessig beigeben. In dunkle Flaschen füllen und lichtgeschützt aufbewahren.

Kräuter-Tonic

9 | 16 | 37 | 67

20 g Ringelblumenblüten
20 g Johanniskraut
20 g Beinwellwurzeln
200 ml Holunderblütenwasser
50 ml Apfelessig
5 g Bienenhonig
10 ml Kamillenblütentinktur

Wirkt klärend und beruhigend auf empfindliche, unreine Haut.

Holunderblütenwasser und Apfelessig werden gemischt, leicht erwärmt und über die Kräuter gegossen. Einen Tag zugedeckt stehen lassen, dann durch einen Kaffeefilter abgießen. Auf knapp 40 Grad Celsius erwärmen, den Honig darin vollständig auflösen, abkühlen lassen und die Kamillentinktur beigeben. Anstelle der Kamillentinktur kann auch Propolistinktur verwendet werden.

ROSEN-TONIC

64

1 Handvoll getrocknete Rosenblütenblätter
250 ml Weißwein
5 g Alaunpulver

Erfrischendes und belebendes Gesichtswasser.

Den Weißwein auf knapp 50 Grad Celsius erwärmen und über die getrockneten Rosenblütenblätter gießen. Einen Tag zugedeckt stehen lassen, dann durch einen Kaffeefilter abgießen. Etwa 50 ml des Rosenweines erwärmen, das Alaunpulver darin vollständig auflösen und mit dem Rest des Rosenweines vermischen. In Flaschen füllen und gut durchschütteln.

BIRKEN-LOTION

15

3 Handvoll frische Birkenblätter
500 ml destilliertes Wasser
50 ml Obstessig

Wirkt straffend auf müde Gesichtshaut und ist auch für empfindliche, trockene Haut gut verträglich.

Die Birkenblätter mit dem kochenden, destillierten Wasser übergießen und zwei Stunden stehen lassen. Dann abseihen, die Blätter gut ausdrücken, durch einen Kaffeefilter gießen, den Obstessig beigeben, in Flaschen füllen, gut durchschütteln und lichtgeschützt aufbewahren.

PROPOLIS-KRÄUTER-LOTION

9 60

20 g Ehrenpreis
20 g Huflattichblüten
20 g Kamillenblüten
20 ml Weingeist
200 ml destilliertes Wasser
10 ml Propolistinktur

Ein vorzügliches Gesichtswasser bei Akne, fetter und entzündlicher Haut, Pickeln und Mitessern.

Ehrenpreis, Huflattichblüten und Kamillenblüten – alle getrocknet – werden gut vermengt, in eine Schüssel gegeben und mit dem Gemisch aus destilliertem Wasser und Weingeist übergossen. Die Schüssel gut zudecken und einen Tag stehen lassen. Dann abseihen und auch die Kräuter gut ausdrücken. Am besten anschließend noch einmal durch einen Kaffeefilter gießen, um auch die feinsten Kräuterrückstände zu entfernen. Die Propolistinktur zugeben, durchrühren, in Flaschen füllen, gut durchschütteln und lichtgeschützt aufbewahren.

PETERSILIEN-TONIC 47

250 ml wäßriger Kaltauszug von 50 g Petersilie
50 ml alkoholischer Auszug der Petersilie
30 g Zitronenmelissenblätter

Ein bewährtes Rezept gegen schuppige, fette Haut. Es wirkt etwas aufhellend auf den Teint, macht die Haut frisch und klar und verengt große Poren.

Die Zitronenmelissenblätter in einer Schüssel mit dem als wäßrigen Auszug im kalten Ansatz hergestellten Petersilienwasser übergießen. Drei bis vier Stunden stehen lassen, dann den alkoholischen Auszug der Petersilie zugeben. Gut zudecken und einen Tag ziehen lassen. Dann abseihen, auch die Melissenblätter gut ausdrücken und noch durch einen Kaffeefilter gießen, um alle Kräuterreste zu entfernen. In dunkle Flaschen füllen und lichtgeschützt aufbewahren.

WURZELWASSER MIT KRÄUTERN 47 66

20 g Melissenblätter
20 g Salbei
10 g Weidenrinde
20 g Blutwurz
50 ml Weingeist
250 ml destilliertes Wasser
5 g Alaun

Wurzelwasser mit Kräutern ist mit seiner stark adstringierenden Wirkung besonders für großporige, fette Haut geeignet.

Die getrockneten Kräuter, Weidenrinde und kleingeschnittene getrocknete Blutwurz gut vermengen und in einer Schüssel mit dem Gemisch aus Weingeist und destilliertem Wasser übergießen. Gut zugedeckt einen Tag stehen lassen, dann abseihen und anschließend durch einen Kaffeefilter gießen. Etwa 50 ml in ein Glas geben, im Wasserbad auf etwa 50 Grad Celsius erwärmen, das Alaunsalz darin vollständig auflösen und wieder dem restlichen Wurzelwasser zugießen. Gut verrühren, in dunkle Flaschen füllen und an einem kühlen Ort aufbewahren.

SCHARBOCKSKRAUT-LOTION 62

2 Handvoll frische Pflanzen
500 ml destilliertes Wasser
50 ml Obstessig

Wirkt besonders gut in Gesichtskompressen! Strafft die Haut, wirkt glättend auf Fältchen und verengend auf große Poren.

Die frischen Pflanzen ohne Wurzeln werden mit dem kochenden destillierten Wasser übergossen. 20 Minuten ziehen lassen, abseihen – zuerst durch ein Sieb, dann durch einen Kaffeefilter – und den Essig zugeben. In dunkle Flaschen füllen und lichtgeschützt aufbewahren.

Kräuterwasser

9 47 65

20 g Zinnkraut
20 g Huflattichblüten
20 g Kamillenblüten
20 g Rosmarin
20 g Melissenblätter
100 ml Weingeist
250 ml destilliertes Wasser

Ideal bei fetter, unreiner Haut.

Die getrockneten Kräuter werden gut vermengt in einer Schüssel mit dem Gemisch aus Weingeist und destilliertem Wasser übergossen. Die Schüssel gut zugedeckt einen Tag stehen lassen, dann abseihen und auch die Kräuter gut ausdrücken. Anschließend noch durch einen Kaffeefilter gießen, in dunkle Flaschen abfüllen und lichtgeschützt aufbewahren.

Ehrenpreis-Gesichtswasser

7 65 60

Je 1 Handvoll Ehrenpreis, Eibisch und Rosmarin
50 ml 96prozentiger Weingeist
250 ml destilliertes Wasser

Fördert die Durchblutung, wirkt gegen Pickel, Mitesser und Hautjucken.

Ehrenpreis, Eibisch und Rosmarin – alle getrocknet – in einem gut verschließbaren Glas mit dem Weingeist übergießen und anschließend mit dem destillierten Wasser das Glas soweit auffüllen, daß alles gut bedeckt ist. Eine Woche stehen lassen, durch einen Kaffefilter abseihen und in Flaschen füllen.

Schachtelhalm-Lotion

27

3 Handvoll frische Schachtelhalm-Sprossen
500 ml destilliertes Wasser
10 g Bienenhonig
50 ml Apfelessig

Strafft die Haut, beseitigt Unreinheiten und verengt große Poren.

Die frischen Sprossen des Ackerschachtelhalms werden mit dem kochenden destillierten Wasser übergossen und in einem zugedeckten Topf etwa 20 Minuten auf kleiner Flamme geköchelt. Abseihen und nach dem Abkühlen auf unter 40 Grad Celsius den Honig unterrühren. Ist der Honig vollständig aufgelöst, dann den Essig beigeben. In Flaschen abfüllen, kühl und dunkel aufbewahren.

Aronstab-Gesichtsmilch

13

2 Handvoll getrocknete Wurzelknollen des Aronstabs
500 ml Magermilch oder Molke

Die getrockneten und kleingeschnittenen Wurzelknollen des Aronstabs in kochendes Wasser geben und 10 Minuten wallend kochen lassen. Durch das Kochen verlieren die Wurzeln ihre toxischen Eigenschaften. Dann abseihen, das Kochwasser wegschütten und die Knol-

Aronstab-Gesichtsmilch reinigt die Haut von Pickeln und macht sie weich und weiß.

len in einem halben Liter Magermilch oder Molke auf kleiner Flamme 20 Minuten dahinköcheln lassen. Nach dem Abkühlen durch ein Sieb abgießen und in Flaschen füllen.

Eberrauten-Wasser 11

3 Handvoll Blätter und Stengel der Eberraute
500 ml destilliertes Wasser
50 ml Obstessig

Reinigt die Haut, wirkt gegen Pickel und Mitesser und wird von jedem Hauttyp gut vertragen.

Die Blätter und hohlen Stengel der Eberraute mit dem kochenden, destillierten Wasser übergießen und bis zum Erkalten ziehen lassen. Abseihen, Essig beigeben und in Flaschen füllen. Kühl und dunkel aufbewahren.

Auf diese Weise – Kräuter aufkochen, bis zum Erkalten ziehen lassen, abseihen und etwas Essig beigeben – können auch aus den folgend angeführten Kräutern Gesichtswässer hergestellt werden:

Glockenblume (Blüten und Blätter) – macht rauhe Haut zarter
Wiesenklee (Blüten) – beruhigt durch Wind und Sonne gereizte Haut
Klettenlabkraut (Blätter) – reinigt und macht die Haut zarter
Lindenblüten (getrocknete Blüten) – reinigt und pflegt
Tausendguldenkraut (getrocknetes Kraut) – reinigt, pflegt und strafft
Vogelmiere (frisches Kraut) – wirkt straffend bei müder Haut
Wegwarte (frische Blüten) – pflegt und macht die Haut zarter

Badezusätze

Jede Zivilisation mit Sinn für Lebensart hat eine hochentwickelte Badekultur. Man braucht bloß die Bäder der antiken Römer anzusehen und weiß: das waren Leute, die zu genießen wußten. Das Bad als regelrechtes Ritual diente nicht nur der Reinigung des Körpers, es war eine gesamtheitliche Entspannung und Regeneration von Körper und Geist. Schon die Römer verwendeten köstliche Badezusätze wie Milch und Honig, duftende Kräuter und Blüten, aromatische Essenzen und Öle, und daß Cleopatra in Eselsmilch zu baden pflegte, gehört noch heute zum Allgemeinwissen über Körperpflege.

Was man heute als Aromatherapie bezeichnet, dürfte eine Wurzel im römischen Bad haben. Denn schon damals war die Wirkung der Düfte, des duftenden und nicht bloß nassen Badewassers auf Körper und Geist bekannt. Sie beruht darauf, daß bestimmte im Badewasser gelöste Substanzen der Pflanzen über die Haut aufgenommen werden und in die Blutbahn gelangen. So ist es sogar möglich, durch entsprechende Badezusätze aus dem Wannenbad ein Heilbad gegen Depressionen, Nervosität oder Schlaflosigkeit zu machen. Das gilt besonders für den Zusatz ätherischer Öle, die nicht nur durch die Haut aufgenommen, sondern vor allem aus den duftenden Dämpfen des Badewassers eingeatmet werden.

Auch für unsere direkteren Vorfahren zwischen dem gar nicht so dunklen Mittelalter und der jüngeren Vergangenheit war das Vollbad eine Zeremonie. Da es keine Durchlauferhitzer und Boiler gab, mußte das Wasser in großen Zubern auf dem Feuer erhitzt und sodann in den Baderaum geschleppt werden. Und weil die Wannen meist aus Holz zusammengebaut waren – in der Art eines offenen Fasses –, kühlte das Badewasser rasch ab und mußte immer wieder durch heißes Wasser auf eine angenehme Temperatur gebracht werden. Von den Damen dieser Zeit wissen wir, daß sie ihre Badezusätze mit viel Phantasie auswählten und manchmal auch recht exzentrische Einfälle hatten. Sie badeten in frischer Milch, in pürierten Erdbeeren oder Gurken, in regelrechten Gemüsesuppen oder in Spinatwasser. Und das alles ist sicher angenehmer, hautfreundlicher und pflegender als ein waschaktives, wenn auch grundwasserneutrales Schaumbad aus dem Supermarktregal. Zum Glück liefern die freie Natur und der eigene Garten eine breite Palette an Badezusätzen, so daß man weder in der Gemüsesuppe noch im Tensidschaum baden muß.

Für den Alltag zieht man heute allgemein das Duschbad vor. Für die tägliche Reinigung und die Anregung des Kreislaufs am Morgen ist es sicher geeigneter als das Wannenbad. Deshalb kann man bei der Wahl zwischen Dusche und Wanne ganz einfach unterscheiden zwischen Fitwerden für den Tag und genußvoller Entspannung und Pflege.

Die tägliche Dusche sollte nicht zu heiß und nicht zu lange ausfallen. Nach dem sorgfältigen Abtrocknen braucht die Haut ein Körperöl oder eine Körpermilch, damit sich der Fett- und Säureschutzmantel rasch wieder aufbauen kann. Verwendet man Öl, so bildet sich durch die Restfeuchtigkeit der Haut eine Pseudoemulsion, die rasch in die Haut einziehen kann.

Den Genuß des Wannenbades sollte man sich etwa einmal pro Woche gönnen. Bevor man den Badezusatz wählt oder zubereitet, sollte man entscheiden, ob man einen genußvollen Duft in der Wanne haben will oder mit dem Bad ein bestimmtes Ziel verknüpft sein soll: Will man angeregt oder beruhigt werden, etwas gegen fette, trockene oder unreine Haut tun oder sich ganz allgemein regenerieren?

Ein Wort noch zur Temperatur des Badewassers. Sie hängt natürlich von der individuellen Vorliebe und Empfindlichkeit ab. Manche fühlen sich bei 42 Grad Celsius richtig wohl, andere empfinden schon Körpertemperatur als heiß. Wer es verträgt, muß bei heißerem Badewasser aber kein schlechtes Gewissen seiner Haut gegenüber haben. Je wärmer das Wasser ist, um so stärker wird die Blutzirkulation in der Haut angeregt und verstärkt Wärme abgestrahlt. Man beginnt im wärmeren Wasser zu schwitzen und scheidet auf diese Weise Giftstoffe und Schlacken aus.

KRÄUTERBÄDER

Kräuter- und Blütenbäder kann man auf zwei Arten bereiten: als Absud, der dem Badewasser zugesetzt wird, oder als Kräuterbeutel im Badewasser. Von der Menge her sind 250 Gramm Kräuter für ein sattes Vollbad und 100 Gramm für ein zartes Duftbad eine gute Richtlinie.

Für den Absud werden die Kräuter in eine ausreichende Menge siedenden Wassers gegeben und gut umgerührt. Man läßt sie auf kleiner Flamme rund eine Viertelstunde lang ganz schwach sieden. Dann wird durch ein Sieb abgegossen und der Absud dem Badewasser zugesetzt.

Für den Kräuterbeutel füllt man die Kräuter in ein Leinensäckchen von etwa 10 x 20 Zentimetern, bindet dieses mit einer Schnur zu und legt es in die Badewanne. Dann läßt man über das Säckchen das Wasser in die Wanne laufen. Sobald das Wasser auf die Hälfte der gewünschten Höhe gestiegen ist, drückt man das Säckchen fest aus und hängt es mittels der Schnur so an den Wasserhahn, daß es gut vom Badewasser bedeckt ist. Auch während des Bades sollte man es noch ein- bis zweimal ausdrücken und darauf achten, daß es im Wasser hängt. Am Ende des Bades schließlich kann man mit dem Kräutersäckchen noch den ganzen Körper abreiben.

KRÄUTERMISCHUNGEN

Die Kräuter werden jeweils in den angegeben Mengen gemischt und in das Säckchen gefüllt.

DUFT-KRÄUTERBAD

Drei Handvoll getrockneten Rosmarin, eine Handvoll frische oder getrocknete Rosenblätter, eine Handvoll frische oder getrocknete Lavendelblüten.

ROSMARIN-BAD

Vier Handvoll getrockneten Rosmarin füllt man in das Kräutersäckchen. Das Rosmarin-Bad macht munter, ist also vor dem Schlafengehen nicht das richtige Bad.

HOPFENBLÜTEN-BAD

Zwei bis drei Handvoll getrocknete Hopfenblüten sind die Zutat für dieses Entspannungsbad. Es wirkt sehr beruhigend und ist deshalb das ideale Abendbad für alle, die Probleme mit dem Einschlafen haben.

ROSENBLÄTTER-BAD

Drei bis vier Handvoll getrocknete Rosenblätter werden in das Säckchen gefüllt. Man kann dazu jede duftende Rosenart verwenden. Das Rosenblätter-Bad wirkt durch den Gehalt der Rosenblätter an Gerbstoffen, Fett, verschiedenen Zuckerarten, Zitronensäure und ätherischen Ölen als Pflege- und Schönheitsbad.

LAVENDEL-BAD

Zwei bis drei Handvoll getrocknete Lavendelblüten im Kräutersäckchen ergeben ein duftendes, entspannend und erfrischend wirkendes Bad.

HEUBLUMEN-BAD

Drei Handvoll getrocknete Heublumen im Kräutersäckchen entspannen bei Muskelkater.

Melissen-Bad

Drei bis vier Handvoll getrocknete oder frische Melissenblätter kommen in das Säckchen. Das Bad duftet dann frisch nach Zitrone, wirkt entspannend und beruhigend und wird auch bei Migräne und Menstruationsbeschwerden empfohlen.

Absud als Badezusatz

Eichenrinden-Bad

Die Eichenrinde kommt nicht ins Kräutersäckchen, sondern wird vor dem Bad mit kochendem Wasser aufgegossen. Man nimmt etwa 100 Gramm getrocknete Eichenrinde und einen halben Liter Wasser. 20 Minuten ziehen lassen, dann abseihen und dem Badewasser zugießen. Das Eichenrinden-Bad klärt fette, unreine Haut und wirkt erfrischend und belebend.

Salbei-Kamillen-Bad

100 Gramm getrockneter Salbei und 50 Gramm getrocknete Kamillenblüten werden mit einem halben Liter kochendem Wasser übergossen. 20 Minuten ziehen lassen, abseihen und dem Badewasser zugießen. Dieses Bad ist ein Pflegebad bei müder und schlaffer Haut und ist auch für die reifere Haut sehr gut geeignet.

Badeöle

Ein Bad mit dem öligen Auszug von Blüten und Kräutern ist sicher ein Hochgenuß und mit den Schaumbadkompositionen der Kosmetikindustrie in keiner Weise vergleichbar. Der zarte, natürliche Duft ist eine Wohltat für Körper und Geist.

Wie Ölauszüge hergestellt werden, wurde bereits beschrieben. Es können an sich alle Öle verwendet werden, die auch der Cremeherstellung dienen. Aber ein Bad ist eben etwas Besonderes, und deshalb gibt es auch besondere Blüten und Kräuter für das Badeöl. Im Frühling und Sommer sollte man sie in ausreichenden Mengen sammeln und trocknen, um Vorräte für das Badevergnügen das ganze Jahr über zu haben: **Rosenblätter**,

Veilchenblüten, **Nelken**, **Weißdornblüten**, **Apfelblüten**, **Lavendelblüten**, **Thymian**, **Rosmarin**, **Kamille** und, falls Sie in einem für das Gedeihen von **Pfirsich-** oder **Marillenbäumen** geeigneten Landstrich wohnen, auch deren Blüten. Und erinnern Sie sich: Für ölige Auszüge dürfen nur sorgfältig getrocknete Blüten, Blätter und Kräuter verwendet werden, damit der Schimmelpilz nicht die geringste Existenzgrundlage findet!

Damit sich das Badeöl gut mit dem Badewasser verbindet, tun wir ähnliches wie bei der Cremeherstellung: wir geben einen Emulgator dazu. Soll ein bestimmter Ölauszug zum Badeöl werden, so erwärmt man Lanolin anhydrid im Wasserbad – 5 Gramm je Liter Öl sind ausreichend – so lange, bis es eine gleichmäßige Schmelze bildet. Die Flasche mit dem Öl wird ebenfalls ins Wasserbad gestellt, damit es annähernd auf gleiche Temperatur, aber keinesfalls über 60 Grad Celsius erwärmt wird. Anschließend wird das flüssige Lanolin unter ständigem Rühren in das Öl getropft. Seine Funktion als Emulgator erfüllt es erst dann, wenn das Öl ins Badewasser kommt: Es verhindert „Fettaugen" auf der Oberfläche des Badewassers und hilft mit, das Bad zur regelrechten Schönheitskur für die Haut zu machen.

Kein Öl, kein Absud und gut auf Vorrat herzustellen ist das **Roßkastanienbad**. Man kocht dafür ein Kilogramm Roßkastanien so lange in Wasser, bis die braunen Schalen völlig weich sind und sich leicht entfernen lassen. Das weiche Innere, das „Fleisch" der Roßkastanien, kommt dann in einen Liter frisches Wasser und wird darin eine halbe Stunde auf kleiner Flamme gekocht. Anschließend läßt man die Brühe auf rund 40 Grad Celsius abkühlen, dann wird der Saft abgeseiht, ein bis zwei Eßlöffel Bienenhonig im warmen Saft gut verrührt und der damit fertige Badezusatz in kleine Flaschen abgefüllt. Man gibt pro Wannenbad etwa 100 Milliliter dem einlaufenden Badewasser zu. Das Roßkastanienbad stärkt und strafft den ganzen Körper.

Ein kleiner Leitfaden durch die körperliche, aber auch seelische Wirkung der einzelnen Badeöle:

Entspannende Bäder

Lavendelöl – wirkt ausgleichend und sanft erfrischend, pflegend für jeden Hauttyp. Der Lavendelduft hilft mit, Angespanntheit, Ärger, Depressionen und Melancholie zu überwinden.
Rosenblätteröl – der ölige Auszug der Rosenblätter – mildert Beschwerden bei allergischen Reaktionen der Haut, trockener, geröteter und ent-

zündlicher Haut. Auf das Gemüt wirkt der Rosenduft harmonisierend und trägt dazu bei, mit Kummer und Traurigkeit leichter fertigzuwerden.

Erfrischende und anregende Bäder

Rosmarin – ein typisches Morgenbad; regt den Kreislauf an, fördert die Durchblutung der Haut. Bei Bluthochdruck vorsichtig damit umgehen!
Pfefferminze – kühlt und wirkt krampflösend, erfrischt und belebt den Körper und die Seele.
Eberraute – das Badeöl mit dem Auszug der Blätter wirkt gegen Hautunreinheiten, straffend auf die Haut und entspannend auf die Muskeln.
Bei Verkühlungen ist ein **Thymianbad** ein echtes Heilbad. Die eingeatmeten Thymiandämpfe wirken desinfizierend auf die Atemwege.

Duschbäder

Eigentlich sind Duschbäder flüssige Seifen mit aromatischen Zusätzen. Sie enthalten waschaktive Substanzen, welche die Oberflächenspannung des Wassers vermindern und so dessen Lösungsfähigkeit in seiner Funktion als Reinigungsmittel steigern.

Flüssige Seifen entstehen meist aus Kokosfett, das in Kalilauge gesotten wird. Diese Seifen haben einen hohen pH-Wert von 10 bis 10,5. Das bewirkt, daß die Haut quillt und sich gut reinigen läßt. Wer diesen hohen, basischen pH-Wert der Seifenlauge nicht so gut verträgt, kann ihn durch die Zugabe von einigen Tropfen Zitronensaft oder konzentriertem Essig herabsetzen. Die Grundrezepte sind auf einen pH-Wert von etwa 8 abgestimmt – ein guter Mittelwert für jede Haut und trotzdem waschaktiv.

Nach dem Waschen hinterläßt die Seife auf der Haut Fettsäuren, die den natürlichen Fettsäuren der Haut ähnlich sind und diese nach dem Duschen nicht zu stark austrocknen lassen.

Für die Zubereitung von Duschbädern kann man sowohl ölige wie auch wäßrige Pflanzenauszüge verwenden. Wäßrige Auszüge sollten jedoch in destilliertem Wasser erfolgen – hartes Wasser aus der Leitung enthält schon zuviel an gelösten Mineralstoffen.

Als waschaktive Substanz kommt eine konzentrierte Seifenlösung, hergestellt aus zu Flocken geschabter Kernseife und destilliertem Wasser, zum Einsatz. Pflegender Zusatz mit leicht emulgierender Funktion ist Honig.

Die Grundrezepte für ölige und wäßrige Duschbäder bleiben somit immer dieselben. Der Unterschied liegt nur in den Kräuter- oder Blütenauszügen. Da können Sie alles verwenden, was bei den Badezusätzen angeführt ist, und zudem noch Ihrer Phantasie breiten Spielraum gewähren.

Einige besonders geeignete und beliebte Kräuter und Blüten sollen trotzdem aufgezählt werden: **Rosenblüten**, **Lavendelblüten**, **Flieder**, **Melisse**, **Minze**, **Birkenblätter**, **Kamille**, **Lindenblüten**, **Holunder**, **Weißdorn** und **Apfelblüten** – ohne Anspruch auf Vollständigkeit. Denn allein das, was unsere heimische Natur an Duft- und Wirkstoffvariationen für eine so alltägliche Sache wie ein Duschbad bereithält, läßt auch das bestsortierte Supermarktregal ärmlich dastehen.

Ölige Duschbäder sind „rückfettend", das heißt, sie ersetzen das durch Waschen verlorene Hautfett und ermöglichen so der Haut, den natürlichen Fett- und Säureschutzmantel innerhalb von rund einer halben Stunde wieder aufzubauen.

GRUNDREZEPT ÖLIGES DUSCHBAD

50 g zu Flocken geschabte Kernseife
10 g Bienenhonig
100 ml Kräuter- oder Blütenölauszug
150 ml destilliertes Wasser
10 ml Obstessig

Das destillierte Wasser wird in einer feuerfesten Glasschüssel oder einem emaillierten Topf auf rund 50 Grad erwärmt. Darin löst man zuerst den Honig und anschließend die Seifenflocken. Durch gutes Umrühren verhindert man, daß sich Klümpchen bilden. In diese Seifenlösung wird sodann das Kräuter- oder Blütenöl langsam und unter ständigem Rühren eingegossen. Nach dem Abkühlen des Seifengels auf unter 30 Grad fügt man tropfenweise den Essig bei und rührt nochmals gut um, bevor man das fertige Duschbad in eine entsprechende Flasche füllt.

GRUNDREZEPT WÄSSRIGES DUSCHBAD

50 g zu Flocken geschabte Kernseife
10 g Bienenhonig
250 ml Blüten- oder Kräuterabsud
10 ml Obstessig

In den noch warmen, aber bereits auf rund 50 Grad Celsius abgekühlten Blüten- oder Kräuterabsud rührt man zuerst den Honig ein und danach die Seifenflocken. Beim Rühren sollte man behutsam vorgehen, damit die Lösung nicht zu viel Schaum bildet. Sobald sie auf unter 30 Grad abgekühlt ist, wird der Essig hineingeträufelt, noch einmal bedächtig umgerührt und in die Flasche gefüllt.

Für die Pflege nach dem Bad

Nach der Dusche oder dem Wannenbad ist die Haut sauber und gut durchblutet. Die beste Voraussetzung dafür, ihr einiges an Pflege und Nahrung zukommen zu lassen.

Kräuteressigwasser

Auch wenn morgens nach der Dusche die Zeit fehlt, um sich eine ausgiebige Pflege zu gönnen: den Körper mit duftendem Kräuteressigwasser abzureiben, dazu sollte es auf jeden Fall reichen. Gerade die Pflege nach dem Bad trägt viel dazu bei, die Haut zart und geschmeidig zu halten. Und wenn man auch subjektiv so alt ist, wie man sich fühlt – objektiv ist man eben doch so alt, wie man sich anfühlt.

Kräuteressigwasser als einfaches und wirkungsvolles Schnellmassage-Mittel nach dem Duschbad läßt sich einfach herstellen. Die Basis ist Obst- oder Weinessig sowie Duftwasser von Lilien, Rosen, Veilchen, Flieder oder Pelargonie. Dazu kommt in der Regel etwas 70prozentiger Weingeist, als erfrischende Zutat für die Haut und um die Haltbarkeit zu verlängern.

Rosenessig 64

2 Handvoll getrocknete Rosenblätter
500 ml Obstessig
100 ml destilliertes Wasser
20 ml Weingeist

Wirkt mild desinfizierend, sehr erfrischend und ist deshalb ideal nach der morgendlichen Dusche.

Die getrockneten Rosenblätter werden in ein gut verschließbares Glas gefüllt und mit dem Obstessig übergossen. An einem warmen Ort, möglichst in der Sonne, zwei Wochen lang ziehen lassen. Dann durch einen Kaffeefilter abseihen und mit dem destillierten Wasser und dem Weingeist aufgießen.

Wer es gerne sehr duftend hat, kann noch einige Tropfen ätherisches Rosenöl beigeben.

MELISSENESSIG 47

2 Handvoll frische Melissenblätter
500 ml Weinessig
100 ml Melissenabsud
20 ml Weingeist

Hilft der Haut, den natürlichen Säureschutzmantel rasch wieder aufzubauen.

Die frischen Melissenblätter werden in einem gut verschließbaren Glas für zwei Wochen in Essig an einem warmen Ort angesetzt. Dann abseihen und mit einem Absud aus frischen Melissenblättern sowie dem Weingeist auffüllen. Gut durchschütteln und durch einen Kaffeefilter gießen, anschließend in Flaschen füllen.

LAVENDELESSIG 42

2 Handvoll getrocknete Lavendelblüten
500 ml Weinessig
100 ml Lavendelabsud
20 ml Weingeist

Erfrischt und klärt die Haut.

Die getrockneten Lavendelblüten werden in einem gut verschließbaren Glas für zwei Wochen in Essig an einem warmen Ort angesetzt. Dann abseihen und mit einem Absud aus ebenfalls getrockneten Lavendelblüten sowie dem Weingeist auffüllen. Gut durchschütteln und durch einen Kaffeefilter gießen, anschließend in Flaschen füllen.

FLIEDERESSIG 68

2 Handvoll frische Fliederblüten
500 ml Weinessig
100 ml Fliedertinktur

Hilft der Haut, den Säureschutzmantel rasch wieder aufzubauen und wirkt sanft durchblutungsfördernd.

Die frischen Fliederblüten werden in zwei Gläsern nebeneinander für zwei Wochen in die Sonne gestellt: In dem einen Glas jene, die mit Essig übergossen wurden. Im anderen, kleineren, eine gute Handvoll in 100 ml 96prozentigem Alkohol. Nach zwei Wochen werden beide Ansätze durch einen Kaffeefilter abgegossen, zusammengemischt und in Flaschen gefüllt.

KRÄUTERMIX 47 65 74

Je eine Handvoll Rosmarin, Melisse und Thymian
500 ml Weinessig
150 ml Pfefferminztinktur

Die Kräuter werden im Weinessig für zwei Wochen an einem warmen Ort im dicht verschlossenen Glas angesetzt. Die Pfefferminztinktur braucht genauso lange – eine Handvoll

Dieser Kräutermix wirkt durchblutungsfördernd und ist auch ein Einreibemittel für müde Beine!

Pfefferminze in 96prozentigem Alkohol kann im Glas direkt neben dem Kräuteressig stehen. Nach zwei Wochen beide abseihen, zusammenmischen und in Flaschen füllen.

Kräuteressig als „Ganzkörper-Tonic" wird richtig angewandt, indem man ihn auf ein Frottiertuch, einen großen Wattebausch oder einen Massagehandschuh träufelt und sanft in die Haut einmassiert.

Massageöle

Nach einem genüßlichen und entspannenden Wannenbad kann man der Haut eine wirkungsvolle Pflege angedeihen lassen: die Massage mit speziellen Massageölen. Es ist unbestritten, daß die Kombination aus pflegendem Wannenbad und anschließender Ölmassage dem vorzeitigen Altern der Haut wirkungsvoll entgegentritt. Und gerade in unserer Zeit ist die Haut vielerlei Einflüssen ausgesetzt, die sie vorzeitig altern lassen können.

Das Körperöl wird nach dem Abtrocknen der Haut mit großzügigen, kreisenden Bewegungen einmassiert. Wenn man, wie in den Rezepten grundsätzlich vorgeschlagen, als Basis Weizenkeimöl verwendet, zieht das Massageöl schnell ein und hinterläßt keine fettigen Schlieren auf der Haut.

Für Massageöle sind besonders die öligen Auszüge von Melisse, Minze, Lavendel, Rosen- und Lilienwurzel gut geeignet. Aber natürlich entscheidet auch in diesem Fall der persönliche Geschmack.

Massageöl gegen Cellulitis

3 Handvoll frische Efeublätter
1 l Weizenkeimöl
2 EL Honig

Gegen Cellulitis gibt es ein besonderes Massageöl – jenes mit Efeublättern. Man setzt dazu frische Efeublätter in Weizenkeimöl an und läßt sie zwei bis drei Wochen an einem warmen Ort ziehen. Dann seiht man das Öl ab, erwärmt es auf knapp 40 Grad Celsius und verrührt je Liter Öl zwei Eßlöffel voll Honig darin. Er soll sich vollständig auflösen. Dann läßt man das Öl abkühlen, füllt es in kleine Fläschchen und hat es für die Massage nach dem nächsten Wannenbad zur Verfügung.

Körperpuder

Nach dem Baden oder Duschen saugt Körperpuder die Restfeuchtigkeit der Haut auf und beugt damit Reizungen vor. Besonders bei fetter und unreiner Haut ist das Puder sehr empfehlenswert, weil es nicht nur saugfähig ist, sondern auch leicht desinfizierend und entgiftend wirkt. Außerdem duftet es angenehm.

Lilien-Körperpuder 38

30 g Talkum
30 g fein zerriebene getrocknete Lilienwurzel

Talkum und zerriebene getrocknete Lilienwurzel werden in eine verschließbare Dose gegeben – sie soll so groß sein, daß sie nur zur Hälfte gefüllt ist – und gut durchgeschüttelt.

Rosen-Körperpuder 64

30 g Talkum
40 g fein zerriebene getrocknete Rosenwurzel

Talkum und zerriebene getrocknete Rosenwurzel werden in eine ausreichend große, verschließbare Dose gegeben und gut durchgeschüttelt.

Narzissen-Körperpuder 46

30 g Talkum
30 g fein zerriebene getrocknete Narzissenblüten
20 g fein zerriebene getrocknete Klettenlabkrautwurzel

Talkum, zerriebene getrocknete Narzissenblüten und zerriebene getrocknete Klettenlabkrautwurzel werden in eine ausreichend große, verschließbare Dose gegeben und gut durchgeschüttelt.

Nelken-Körperpuder 26

30 g Talkum
20 g fein zerriebene getrocknete Nelkenblüten
20 g fein zerriebene getrocknete Nelkenwurzel

Talkum, zerriebene getrocknete Nelkenblüten und Nelkenwurzel werden in eine ausreichend große, verschließbare Dose gegeben und gut durchgeschüttelt.

Seifen

In jedem Supermarkt bekommt man um wenig Geld alle möglichen Seifen. Wieso sich also die Arbeit antun, selbst Seifen zu sieden? Die Antwort liegt in einer zweiten Frage: An jeder Straßenecke bekommen Sie um wenig Geld einen Hamburger oder Hot dog. Warum tun Sie es sich an, selber zu kochen?

Selbst zu kochen heißt aber nicht unbedingt, daß Sie auch alle Zutaten selbst sammeln und vorbereiten müssen. Wenn Sie überbackenen Emmentaler auf dem Teller haben wollen, genügt es, den Emmentaler zu kaufen. Sie müssen dafür keine Kuh halten, auf die Alm treiben, melken und so weiter. Genauso ist es bei der Seife. Natürlich kann man Seife zur Gänze selber machen. Aber die Seifensiederei ist eine ganz eigene Wissenschaft, sehr aufwendig, stinkt fürchterlich und ist obendrein gar nicht ungefährlich. So ist es wesentlich sinnvoller, die Seifenbasis für selbstgemachte Toilettenseifen in Form der guten alten Kernseife und für Shampoos als Silberseife oder Weiße Schmierseife in der Apotheke zu kaufen und auf dieser Grundlage weiterzumachen. Das Ergebnis ist auch dann – oder besonders dann – noch Lichtjahre von jeder Industrietoilettenseife und jedem Supermarktshampoo entfernt.

Damit Sie sich aber ein Bild von der Seifensiederei machen können, sei sie im folgenden kurz erklärt und auch das entsprechende Rezept verraten.

Das Prinzip der Verseifung

Für die Reinigung ist das Wasser wichtiger als jeder Zusatz und jedes Reinigungsmittel. Alle wasserlöslichen Stoffe lassen sich mit Wasser von der Haut und aus dem Haar entfernen. Seife braucht man nur dann, wenn es um fettlösliche Verunreinigungen geht. Die meisten Öle, Fette und Fettsäuren sind nämlich sehr wasserscheu. Sie trennen sich selbst dann, wenn man sie fein verrührt hat, sofort wieder vom Wasser. Fetthaltiger Schmutz läßt sich daher mit Wasser allein nicht lösen. Man braucht etwas ähnliches wie den Emulgator bei der Cremeherstellung, bloß etwas aggressiver. Also Seife.

Eine Vorform der Seife kannten die Menschen schon vor 5.000 Jahren. Auf den Keilschrifttafeln der Sumerer findet sich auch eine Art Rezept für etwas, das man entfernt als Schmierseife bezeichnen kann. Und schon wenig später verewigten die Ägypter auf Papyrus die ersten echten Seifenrezepte. Wesentliche Bestandteile der altägyptischen Seifen waren verschiedene Fette oder Öle und die Asche bestimmter Pflanzen. Daraus wurde die Seife gekocht. In den römischen Thermen erhielten die Besucher für ihr Eintrittsgeld auch ein Stück Seife, hergestellt aus Ziegenschmalz und Holzasche. Weil die durchschnittliche Lebenserwartung damals bei knapp 40 Jahren lag, ist uns von Hauterkrankungen nichts überliefert. Oder die Römer hatten eine so robuste Haut, daß selbst diese äußerst hautunfreundliche Seife ihnen nichts anhaben konnte. Zweierlei tat diese Seife allerdings: Sie reinigte, und sie tat das schäumend.

In der Asche ist Soda enthalten. Es bildet Kristalle und, wenn es in Wasser aufgelöst wird, Natronlauge. Denn Soda heißt im chemischen Fachjargon Natriumcarbonat. Die Natronlauge wiederum bildet mit Ölen, auch mit öligem und fettem Schmutz, Seifen. Seifen sind, vereinfacht gesagt, Salze, die aus der Verbindung von Natronlauge und Fettsäuren entstehen. Und diese Salze, die Seifen, lassen sich vom Wasser wegtragen. Die Natronseife ist also eine Verbindung von Natronlauge und irgendwelchen Fettsäuren.

Das altägyptische Prinzip der Seifenherstellung hat sich mit geringfügigen Abwandlungen bis heute gehalten. Anstelle von Soda aus den Pflanzenaschen verwendet man heute gleich die Natronlauge. Und darin liegt auch die Gefahr, die mit der Selbstherstellung einer „Seife von Anfang an“ verbunden ist: Einerseits können Reste der Natronlauge in der Seife zurückbleiben, was der Haut ganz und gar nicht wohltut. Andererseits erwärmt sich die Natronlauge bei der Auflösung in Wasser von selbst auf über 80 Grad Celsius und kann bei unsachgemäßer Behandlung sogar von selbst zu kochen, zu schäumen und zu spritzen beginnen. Spritzer kochender Natronlauge auf die Haut oder gar ins Auge zu bekommen – das ist die Art von Haushaltsunfällen, die man unbedingt vermeiden sollte.

Damit Sie wissen, wie´s abläuft, erfahren Sie im folgenden trotzdem das genaue Rezept. Die Herstellung einer Natronseife ist in drei Phasen unterteilt: die Lösung von Natronlauge und ihre Verbindung mit dem Fett, das eigentliche Sieden der Seife und schließlich das Aussalzen.

Für die **erste Phase** benötigt man als Zutaten:

400 g Öl

75 g Natronlauge (man erhält sie als feste Plättchen in der Apotheke oder Drogerie)

400 ml destilliertes Wasser.

und für die **zweite Phase** nochmals 1200 ml destilliertes Wasser.

Man gibt das destillierte Wasser in einen emaillierten Kochtopf von mindestens drei Litern Fassungsvermögen. Keinesfalls darf man ein Gefäß aus Aluminium oder Gußeisen verwenden, weil Natronlauge mit diesen Stoffen reagiert. Selbst Edelstahl ist keine absolut sichere Umgebung für diese konzentrierte und deshalb sehr ätzende Lauge. In das destillierte Wasser gibt man nun langsam und in kleinen Mengen die Natronlaugenplättchen. Keinesfalls umgekehrt, das heißt, niemals das Wasser über die Laugenplättchen gießen! Während der Zugabe der Laugenplättchen zum Wasser kommt es zu einer raschen Selbsterwärmung auf rund 80 Grad Celsius. Vereinzelte Spritzer sind auch bei sorgfältigem Vorgehen nicht zu vermeiden. Deshalb sollte man bei dieser Tätigkeit nicht nur Gummihandschuhe, sondern auch eine Schutzbrille tragen.

Anschließend erwärmt man das Öl auf ebenfalls 80 Grad Celsius und gießt es langsam und unter ständigem Rühren in die Lauge. Dann gießt man langsam und vorsichtig und unter ständigem Rühren nochmals 1200 ml destilliertes Wasser zu. Damit beginnt die zweite und recht langwierige Phase, die eigentliche Seifensiederei. Diese Brühe muß jetzt nämlich fünf Stunden lang auf 70 Grad Celsius gehalten werden, darf nie zu kochen beginnen und muß immer wieder umgerührt werden. Es kann blubbern und ein bißchen brodeln, und deshalb sind auch fallweise Spritzer möglich. Also auch in dieser Phase: Gummihandschuhe und Schutzbrille!

Während dieser fünf Stunden passiert im Topf die eigentliche Verseifung. Das heißt, die Natronlauge und die Wärme spalten das Öl in Fettsäuren und Glycerin. Gleichzeitig werden die Fettsäuren verseift, also zu Salzen. Und selbst nach diesen fünf Stunden ist die Seife noch nicht fertig. Dann folgt nämlich die **dritte Phase**, das Auswaschen der Natronlauge und des Glycerins. Dazu benötigt man 250 g Speisesalz und 400 ml destilliertes Wasser. Das Salz wird im Wasser aufgelöst, die Lösung in den heißen Seifenbrei gerührt. Nun läßt man das Gemisch abkühlen. Nach einiger Zeit setzt sich der sogenannte Seifenkern an der Oberfläche ab. Man schöpft ihn ab und gibt ihn in frisches, destilliertes Wasser. Darin wird der Seifenkern nochmals aufgekocht. Sobald er sich beim anschließenden Abkühlen wieder an der Oberfläche absetzt, wird er nochmals abgeschöpft und nun endlich in Formen oder Kistchen gegossen. Darin läßt man die Seife trocknen.

Nachdem Sie nun wissen, wie es bei der Seifensiederei zugeht, sind Sie sicher davon überzeugt, daß eine einfachere Möglichkeit, zur eigenen Seife zu kommen, die bessere ist.

Es geht auch einfacher

Alkalische Stoffe – und die Seife ist ein solcher – zerstören den natürlichen Fett- und Säureschutzmantel der Haut. Die unbedingte Forderung, die eine hautfreundliche Seife erfüllen muß, ist deshalb: Sie muß Öle enthalten und rückfettend sein.

Als Basis für solche Seifen verwendet man am besten die altbewährte Kernseife und verfeinert diese zu einer ölhaltigen, duftenden, vielleicht noch mit getrockneten Blütenblättern verzierten exklusiven Toilettenseife.

Die Seifen können mit den verschiedensten Blüten- und Blattdüften parfumiert werden. Die gesamte Palette der ätherischen Öle steht dafür zur Verfügung. Weniger intensive Düfte erreicht man durch die Zugabe von Gewürzen. Die berühmte englische Windsorseife beispielsweise erhält ihren frischen Duft durch eine Mischung aus Thymian, Kümmel, Gewürznelke und Lavendel. Und wer seiner Haut besonders gut gesinnt ist, gibt der abkühlenden Seifenmischung fein gemahlenes Propolispulver bei. Propolisseife ist besonders bei trockener und entzündlicher Haut nicht bloß Reinigungs-, sondern auch Heil- und Pflegemittel.

Das Prinzip ist ganz einfach. Man schabt Kernseife mittels eines Gurkenhobels in feine Scheiben. Dann bringt man einen Topf mit wenig Wasser zum Sieden und gibt die Seifenflocken nach und nach zu. Sie lösen sich rasch auf. Immer wieder etwas umrühren und so lange Seifenflocken bzw. -scheiben zugeben, bis das Ganze eine gleichmäßige, fast breiartige Masse geworden ist. Diese läßt man kurz aufkochen. Dann nimmt man den Topf von der Herdplatte und kann in diese Seifenmasse alle beliebigen öligen Kräuter- oder Blütenauszüge einrühren. Zur Unterstützung der Konsistenzbildung ist es vorteilhaft, auch etwas geschmolzenes Bienenwachs beizugeben. Sobald die Seifenmasse unter 30 Grad Celsius abgekühlt ist, kann man ihren Duft durch Zugabe von einigen Tropfen ätherischen Öls und ihre Exklusivität durch einige getrocknete Blütenblätter verstärken. Noch einmal gut durchrühren, und dann wird die fertige Seife in geeignete Behälter gegossen.

Am geeignetsten sind kleine Rahmen mit Boden, die man einfach selbst herstellen kann. Die Rahmen sollten Einkerbungen für dünne Zwischenbrettchen aufweisen. So erhält man nach dem Trocknen einzelne Seifenstücke. Das Trocknen kann bis zu drei Tage dauern. Dann entfernt man die Zwischenbrettchen, schneidet mit einem scharfen Messer die Stücke durch und schabt die scharfen Kanten rund. Die ideale Größe für eine

Toilettenseife ist etwa 7 mal 5 cm bei 4 cm Dicke. Die abgeschabten Teile können Sie natürlich für den nächsten Durchgang der Seifenproduktion verwenden.

Die Seifenstücke werden zur Reifung auf die Schmalseiten gestellt. Dieser Prozeß kann bis zu sechs Monate dauern. Je länger die Seife auf diese Weise gelagert wird, um so härter wird sie.

Eine Seife, auf diese Weise hergestellt, enthält einen hohen Anteil hautpflegender Öle. Außerdem sind solche Seifen, besonders wenn sie ihrem Kräuteröl-Gehalt entsprechend sparsam mit getrockneten Blüten durchsetzt sind, ein originelles Geschenk. Mehrere verschiedene Seifen lassen sich in einem unterteilten Holzkistchen zu einer „Seifenkiste" zusammenstellen. Gerade in dieser Hinsicht sind der Phantasie kaum Grenzen gesetzt.

Wird einer Seife Propolis als hochwirksames Antibiotikum zugesetzt, so verwendet man nicht die Propolistinktur, sondern gereinigte Rohpropolis. Die Päckchen werden für ein bis zwei Tage ins Tiefkühlfach gelegt. Unmittelbar vor Gebrauch wird die gefrorene Propolis in der Kaffeemühle fein zermahlen und das so erhaltene Pulver gut unter die auf unter 30 Grad Celsius abgekühlte Seife gerührt.

Zur Anregung der Phantasie gibt es nun einiges an Rezepten. Die Mengenangaben der Kernseife sind Richtwerte – man muß einfach Seifenflokken zugeben, bis eine sehr dicke Seifenbrühe entsteht.

WINDSOR-SEIFE 42

5 g Bienenwachs
300 g Kernseife
300 ml destilliertes Wasser
50 ml Lavendelblütenauszug
je 2 g Kümmel, Thymian, Gewürznelke

Das Bienenwachs wird in einem emaillierten Topf geschmolzen. Sobald es glasig ist, mit dem auf über 50 Grad erwärmten destillierten Wasser aufgießen, gut verrühren und weiter erhitzen, bis es siedet. Dann nach und nach die geschabten Seifenflocken beigeben, bis eine dickflüssige Konsistenz erreicht ist. Kurz aufkochen lassen. Danach wird der ölige Lavendelblütenauszug – Lavendelblüten in Weizenkeimöl angesetzt – untergerührt. Sodann nimmt man den Topf von der Platte, rührt die Gewürze Kümmel, Thymian und Gewürznelke unter, läßt die Seife auskühlen und gießt sie in die Seifenkistchen.

KAMILLENSEIFE

9

5 g Bienenwachs
300 g Kernseife
300 ml Kamillentee
100 ml öliger Kamillenblütenauszug

Aus getrockneten Kamillenblüten einen konzentrierten Aufguß zubereiten, also einen sehr starken Kamillentee. Dann im Kochtopf das Wachs schmelzen, den noch heißen Tee zugießen, kurz umrühren und weiter erwärmen, bis der Tee leicht siedet. Nach und nach die geschabten Seifenflocken unterrühren, bis eine dicke Brühe entstanden ist, und diese kurz aufkochen lassen. Den Ölauszug der Kamillenblüten zugießen, gut verrühren, von der Platte nehmen und abkühlen lassen. Anschließend in die Kistchen gießen.

Dieser Seife können 20 Gramm Propolispulver beigemengt werden.

JOHANNISKRAUT-SEIFE

37

5 g Bienenwachs
300 g Kernseife
300 ml destilliertes Wasser
100 ml Johanniskrautöl

Im Kochtopf das Wachs schmelzen, das erwärmte destillierte Wasser zugießen, kurz umrühren und weiter erwärmen, bis es leicht siedet. Nach und nach die geschabten Seifenflokken unterrühren, bis eine dicke Brühe entstanden ist, und diese kurz aufkochen lassen. Das Johanniskrautöl zugießen, gut verrühren, von der Platte nehmen und abkühlen lassen. Anschließend in die Kistchen gießen.

Johanniskrautseife wirkt pflegend bei rauher und rissiger Haut.

SCHAFGARBEN-SEIFE

1

5 g Bienenwachs
300 g Kernseife
300 ml Schafgarbentee
100 ml öliger Schafgarbenauszug

Aus getrockneter oder frischer Schafgarbe einen sehr konzentrierten Aufguß zubereiten. Dann im Kochtopf das Wachs schmelzen, den noch heißen und nicht abgeseihten Tee zugießen, kurz umrühren und weiter erwärmen, bis der Tee leicht siedet. Nach und nach die geschabten Seifenflocken unterrühren, bis eine dicke Brühe entstanden ist, und diese kurz aufkochen lassen. Den Ölauszug der Schafgarbe zugießen, gut verrühren, von der Platte nehmen, abkühlen lassen und in die Kistchen gießen.

Diese Seife ist nicht nur sehr angenehm für jeden Hauttyp – sie sieht durch die im Tee belassenen Schafgarbenblüten auch hübsch aus.

LILIENSEIFE 38

5 g Bienenwachs
300 g Kernseife
300 ml Lilienblütenabsud
100 ml öliger Lilienwurzelauszug

Lilienseife ist eine intensiv duftende Seife und sieht durch die im Absud belassenen Blütenblätter auch noch duftig aus. Unter Umständen sollte man jedoch nicht alle Blütenblätter im Tee belassen — das könnten deren zuviele sein!

Aus frisch gepflückten Lilienblüten einen konzentrierten Aufguß zubereiten. Dann im Kochtopf das Wachs schmelzen, den noch heißen und nicht abgeseihten Tee zugießen, kurz umrühren und weiter erwärmen, bis der Tee leicht siedet. Nach und nach die geschabten Seifenflocken unterrühren, bis eine dicke Brühe entstanden ist, und diese kurz aufkochen lassen. Den Lilienwurzel-Ölauszug zugießen, gut verrühren, von der Platte nehmen und abkühlen lassen. Anschließend in die Kistchen gießen.

NELKENSEIFE 26

5 g Bienenwachs
300 g Kernseife
300 ml Nelkenblütenabsud
100 ml öliger Nelkenwurzelauszug

Aus frischen Blütenblättern von Nelken einen konzentrierten Aufguß zubereiten und abseihen. Im Kochtopf das Wachs schmelzen, den noch heißen Blütenabsud zugießen, kurz umrühren und weiter erwärmen, bis es leicht siedet. Nach und nach die geschabten Seifenflocken unterrühren, bis eine dicke Brühe entstanden ist, und diese kurz aufkochen lassen. Den Ölauszug der Nelkenwurzeln zugießen, gut verrühren, von der Platte nehmen, abkühlen lassen und einige Blüten als Zierde unterrühren. Anschließend in die Kistchen gießen.

Nelkenseife ist eine exklusive, duftende und schöne Seife – ideal als Geschenk!

JASMINSEIFE 39

5 g Bienenwachs
300 g Kernseife
300 ml Blütenaufguß
100 ml öliger Blütenauszug

Aus getrockneten oder frischen Jasminblüten einen konzentrierten Aufguß zubereiten. Dann im Kochtopf das Wachs schmelzen, den noch heißen Aufguß zugießen, kurz umrühren und weiter erwärmen, bis es leicht siedet. Nach und nach die geschabten Seifenflocken unterrühren, bis eine dicke Brühe entstanden ist, und diese kurz aufkochen lassen. Den Ölauszug der Jasminblüten zugießen, gut verrühren, von der Platte nehmen und abkühlen lassen. Einige Blüten als Schmuck einrühren und die Seife in die Kistchen gießen.

Eine edle, duftige Seife!

BIRKENSEIFE

15

5 g Bienenwachs
300 g Kernseife
300 ml Birkenblätterabsud
100 ml Weizenkeimöl

Aus frischen Birkenblättern einen konzentrierten Absud zubereiten. Dann im Kochtopf das Wachs schmelzen, den noch heißen Absud zugießen, kurz umrühren und bis zum Sieden weiter erwärmen. Nach und nach die geschabten Seifenflocken unterrühren, bis eine dicke Brühe entstanden ist, und diese kurz aufkochen lassen. Das Weizenkeimöl zugießen, gut verrühren, von der Platte nehmen und abkühlen lassen. Dieser Seife können 25 Gramm Propolispulver beigemengt werden. Anschließend in die Kistchen gießen.

Birkenseife ist eine milde Seife für trockene Haut. Mit Propolis ist sie für rissige Hände ein wahres Labsal.

EISENKRAUTSEIFE

79

5 g Bienenwachs
300 g Kernseife
300 ml destilliertes Wasser
100 ml öliger Eisenkrautauszug

Im Kochtopf das Wachs schmelzen, das erwärmte, destillierte Wasser zugießen, kurz umrühren und weiter erwärmen, bis es leicht siedet. Nach und nach die geschabten Seifenflocken unterrühren, bis eine dicke Brühe entstanden ist, und diese kurz aufkochen lassen. Den Ölauszug des Eisenkrauts zugießen, gut verrühren, von der Platte nehmen und abkühlen lassen. Anschließend in die Kistchen gießen.

RINGELBLUMENSEIFE

16

5 g Bienenwachs
300 g Kernseife
200 ml destilliertes Wasser
200 ml Ringelblumenöl

Das destillierte Wasser erhitzen und dem im Kochtopf geschmolzenen Wachs zugießen. Nach und nach die geschabten Seifenflocken unterrühren, bis eine dicke Brühe entstanden ist, und diese kurz aufkochen lassen. Gut umrühren, das Ringelblumenöl zugeben und wieder gut verrühren, von der Platte nehmen, abkühlen lassen und in die Kistchen gießen. Ringelblumenseife ist eine gut verträgliche Seife für sehr trockene und gereizte Haut.

Duftpelargonienseife 53

5 g Bienenwachs
300 g Kernseife
300 ml Blütenabsud
100 ml Weizenkeimöl
einige Tropfen ätherisches Öl

Aus frischen Pelargonienblüten einen konzentrierten Absud zubereiten. Im Kochtopf das Wachs schmelzen, den noch heißen Absud zugießen, kurz umrühren und bis zum Sieden weiter erwärmen. Nach und nach die geschabten Seifenflocken unterrühren, bis eine dicke Brühe entstanden ist, und diese kurz aufkochen lassen. Das Weizenkeimöl zugießen, gut verrühren, von der Platte nehmen und abkühlen lassen. Je nach Duftcharakter der Pelargonien kann man einige Tropfen dazupassenden ätherischen Öls beifügen. Anschließend in die Kistchen gießen.

Melissenseife 47

5 g Bienenwachs
300 g Kernseife
300 ml Melissentee
100 ml öliger Melissenauszug

Aus frischen Melissenblättern einen konzentrierten Aufguß zubereiten. Dann im Kochtopf das Wachs schmelzen, den noch heißen Aufguß zugießen, kurz umrühren und bis zum Sieden weiter erwärmen. Nach und nach die geschabten Seifenflocken unterrühren, bis eine dicke Brühe entstanden ist, und diese kurz aufkochen lassen. Den Melissenölauszug zugießen, gut verrühren, von der Platte nehmen und abkühlen lassen. Anschließend in die Kistchen gießen.

Melissenseife ist eine sehr frische Seife mit zartem Zitrusduft.

Lindenblütenseife 75

5 g Bienenwachs
300 g Kernseife
300 ml Lindenblütentee
100 ml öliger Lindenblütenauszug

Aus frischen oder getrockneten Lindenblüten einen konzentrierten Aufguß zubereiten. Im Kochtopf das Wachs schmelzen, den noch heißen Tee zugießen, kurz umrühren und weiter erwärmen, bis der Tee leicht siedet. Nach und nach die geschabten Seifenflocken unterrühren, bis eine dicke Brühe entstanden ist, und diese kurz aufkochen lassen. Den Ölauszug der Lindenblüten zugießen, gut verrühren, von der Platte nehmen und abkühlen lassen. Dieser Seife können 25 Gramm Propolispulver beigemengt werden. Anschließend in die Kistchen gießen.

Propolis-Honigklee-Seife 65

5 g Bienenwachs
300 g Kernseife
300 ml Absud von Honigklee und Rosmarin
100 ml Weizenkeimöl
25 g Propolis

Eine sehr milde, pflegende und besonders für unreine Haut gut geeignete Toilettenseife.

Aus frischem Acker-Honigklee und Rosmarin-Triebspitzen einen konzentrierten Aufguß zubereiten und dem geschmolzenen Wachs zugießen. Nach und nach die geschabten Seifenflocken unterrühren, bis eine dicke Brühe entstanden ist, und diese kurz aufkochen lassen. Gut umrühren, das Weizenkeimöl zugeben und wieder gut verrühren, von der Platte nehmen und abkühlen lassen. Anschließend das fein zerriebene Propolispulver einrühren und die Seife in die Kistchen gießen.

Brennessel-Propolis-Seife 77

5 g Bienenwachs
300 g Kernseife
300 ml Brennesselabsud
100 ml öliger Brennesselauszug
25 g Propolis

Brennessel-Propolis-Seife ist eine pflegende Seife auch für harte Männerhände!

Aus frischen, jungen Brennesselblättern einen konzentrierten Aufguß zubereiten, dem geschmolzenen Wachs zugießen, gut umrühren. Nach und nach die geschabten Seifenflocken unterrühren, bis eine dicke Brühe entstanden ist, und diese kurz aufkochen lassen. Das Brennesselöl zugeben und wieder gut verrühren, von der Platte nehmen und abkühlen lassen. Anschließend das fein zerriebene Propolispulver einrühren und die Seife in die Kistchen gießen.

Haarpflege

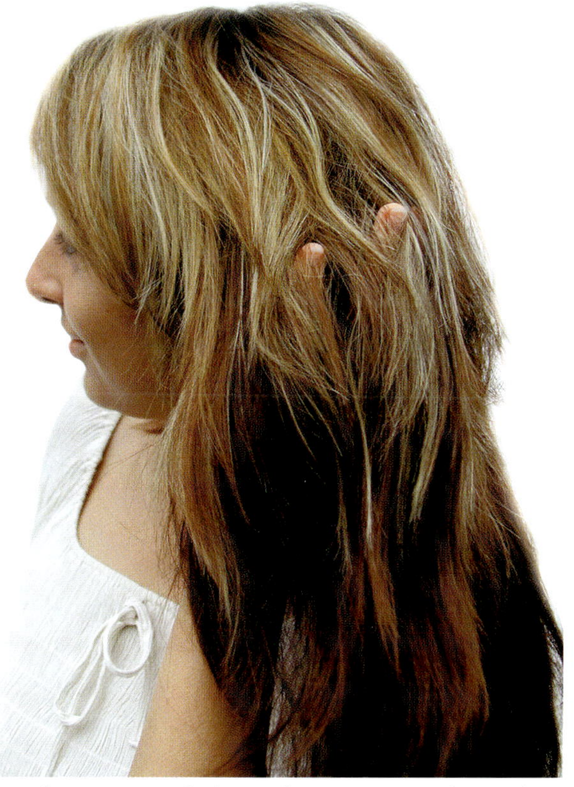

Dem Haar wurden immer schon magische Eigenschaften zugeordnet. Die griechischen Götter wurden mit langem Haar dargestellt, bei den germanischen und keltischen Stämmen war langes Haar ein Zeichen der Freien und der Adeligen. Den Sklaven dagegen wurde als äußeres Zeichen ihrer Unfreiheit das Haupt kahl geschoren. In vielen Sagen ist davon die Rede, daß sich im wirren und zerzausten Haar die Dämonen verfangen. Um das zu vermeiden, wurde langes Haar geflochten. Zumindest findet man diese Schlußfolgerung bei manchen Mythenforschern. Es kann natürlich auch ein rein ästhetisches Bedürfnis Motiv für die ersten Zöpfe der Kulturgeschichte gewesen sein. Durch die Kirlian-Fotografie weiß man heute, daß Nägel und vor allem die Haare nicht zu Unrecht als Verlängerung des Körpers in die sogenannte Aura gelten und wie unzählige kleine Antennen elektromagnetische Schwingungen aus dem Körperumfeld aufnehmen und auch solche aus dem Körper abstrahlen. Aber das geht in Richtung Biophysik und hat mit Kosmetik kaum etwas zu tun. Also bleiben wir bei Gesundheit und Schönheit.

Der schönste Rahmen für jedes Gesicht ist gepflegtes Haar. Und die Grundlage der Haarpflege ist eine ausgewogene Ernährung mit vollwertigen Nahrungsmitteln. Das ermöglicht dem Haar, regelmäßig und gleichmäßig nachzuwachsen. Das Haar selbst ist zwar abgestorbene organische

Substanz, aber die Haarwurzeln sind von pulsierendem Leben erfüllt. Aus ihnen wächst das Haar durch die Kopfhaut heraus, die immer gut durchblutet sein sollte. Das tägliche Bürsten ist schon allein aus diesem Grund wichtig.

Jede Wurzel läßt nur ein einziges Haar wachsen. Üblicherweise beherbergt der Kopf eines Menschen zwischen 90.000 und 120.000 Haare. Sie lassen oft erkennen, wie es um die Gesundheit ihres Besitzers bestellt ist. Ein gesunder Mensch hat häufig einen vollen Haarschopf, der glänzt und einen gut gepflegten Eindruck macht. Kränkliche Personen dagegen verstärken diesen Eindruck oft durch mattes, glanzloses Haar.

Das Haar braucht für ein gesundes Wachstum eiweißreiche Nahrung, aber auch Mineralstoffe und die Vitamine C, E und jene des B-Komplexes.

Die wichtigste Pflege des Haares ist das tägliche Bürsten. Dabei werden nicht nur die Durchblutung der Kopfhaut angeregt und die Blutversorgung der Haarwurzeln verbessert, es werden auch die ausgefallenen Haare entfernt. Im Durchschnitt bleibt eine Haarwurzel zwischen fünf und sieben Jahre aktiv und ihr Haar auf dem Kopf. Dann stirbt sie ab und wird üblicherweise durch eine neue ersetzt. Diesem normalen Haarwechsel ist zuzuschreiben, daß man pro Tag zwischen 20 und 50 Haare verliert. Und selbst wenn der tägliche Haarverlust höher ist, kann er dennoch normal sein.

Die Haare bestehen wie die oberste Hautschicht aus Keratin, der abgestorbenen und nach außen geschobenen Hornsubstanz. Für die Formung der Haare ist ihr Querschnitt von Bedeutung. Haare mit einem runden Querschnitt wachsen meist sehr gerade und kräftig. Ein fast rechteckiger Querschnitt dagegen ergibt krauses, feines Haar. So entsteht der individuelle Haarcharakter – kräftiges und feines, glattes und naturgewelltes Haar.

Die offensichtlichste Eigenschaft des Haares ist seine Farbe. In der Keimzone der Haarwurzel sitzen zwischen den einzelnen Keimzellen die sogenannten Melanozyten, die Zellen für die Farbstoffproduktion. Man nennt den Farbstoff Melanin. Die Zellen bilden immer nur gelb-rote oder graubraune Einzelpigmente. Die individuelle Haarfarbe entsteht aus diesen beiden Einzelpigmenten durch Mischungsverhältnis und Intensität im Verlauf der Wanderung der Pigmente im wachsenden Haar. Deshalb sind Haare nahe der Wurzel immer heller als weiter oben.

Ob Haar trocken oder fettig erscheint, hängt großteils von den persönlichen Anlagen ab. Sie können aber auf einfache Art korrigiert werden.

Trockenes Haar kann man erfolgreich mit warmem Weizenkeimöl behandeln: Vor dem Schlafengehen massiert man es in die Kopfhaut und wickelt anschließend ein Handtuch um den Kopf. Am Morgen wird das Haar mit Brennessel- oder Birkenshampoo gewaschen. Diese Behandlung ist auch dann empfehlenswert, wenn das Haar im Sommer von Sonne, Wind und vielleicht sogar Salzwasser ausgedörrt ist. Wohltuend für **trokkenes und sprödes Haar**, auch bei verstärkter Schuppenbildung, sind zudem **Kräuterhaarspülungen**. Man setzt dazu die jeweils geeigneten Kräuter oder Kräutermischungen in Obstessig an:
Kamille: Wirkt reizmildernd, desodorierend und für blondes Haar als zarter Aufheller.
Brennesselblätter: Desinfizierend, durchblutungsfördernd. Man sollte sie nur getrocknet verwenden – frische Brennesselblätter können eine leichte Grüntönung des Haares bewirken.
Klettenwurzeln: Wirkungsvoll gegen Schuppen und schuppige Kopfhautflechten.
Kornblumen: Entfernen den leichten Gelbstich bei weißem Haar.

Fettes Haar verlangt von Zeit zu Zeit nach einer ausgiebigen Haarspülung mit Obstessig oder einer Kräuterhaarspülung auf Essigbasis. Für diese **Kräuteressig-Haarspülungen bei fettem Haar** sind besonders geeignet:
Rosmarin: Fördert den Talgabfluß und auch die Durchblutung der Kopfhaut.
Zinnkraut: Verengt die Poren, bringt leicht entzündlicher Kopfhaut rasche Milderung.
Birkenblätter: Mild tonisierend bei fetter und schuppender Kopfhaut.
Brennesselblätter: Mild desinfizierend, durchblutungsfördernd; auch wirksam gegen Schuppen.
Huflattich: Reguliert die Talgsekretion.
Salbei: Desinfiziert und beugt Entzündungen vor.
Pfefferminze: Fördert den Talgabfluß und die Durchblutung, wirkt allgemein erfrischend.

Grundrezept für Kräuteressig-Haarspülungen

Die oben angeführten Kräuter können sowohl frisch als auch getrocknet verwendet werden. Auf einen Liter Obstessig kommen etwa 100 bis 120 Gramm Kräuter. Man gibt sie in eine Flasche oder in ein Glas mit weiter Öffnung und übergießt sie mit dem Essig. Das gut verschlossene Gefäß stellt man für zwei Wochen an einen warmen Ort. Ab und zu sollte man es kräftig schütteln. Nach dieser Zeit seiht man den Kräuteressig durch einen Kaffeefilter ab.

Unmittelbar vor der Anwendung als Haarspülung sollte der Kräuteressig mit Wasser auf die doppelte bis dreifache Menge verdünnt werden.

KRÄUTERSPÜLUNGEN

Kräuterspülungen werden ohne Essig hergestellt. Man brüht die Kräuter wie Tee auf, seiht ab und läßt den Absud etwas abkühlen. Für eine Haarspülung benötigt man etwa einen Viertelliter. Der Absud wird nach und nach über das zuvor gewaschene Haar gegossen und sanft in Haar und Kopfhaut einmassiert. Nach einer Einwirkungszeit von 10 bis 15 Minuten trocknet man das Haar schonend und ohne Rubbeln mit einem angewärmten Handtuch.

BIRKENBLÄTTER-SPÜLUNG

Ein Eßlöffel getrocknete, feingeschnittene Birkenblätter auf einen Viertelliter Wasser. Die Blätter werden mit dem kochenden Wasser übergossen. Man läßt sie ziehen, bis der Aufguß abgekühlt ist.

Die Birkenblätter-Spülung hält den Haarboden gesund, macht das Haar weich und glänzend und hat eine gewisse Wirkung gegen Haarausfall. Für blondes Haar ist sie ungeeignet!

BRENNESSEL-SPÜLUNG

Ein Eßlöffel getrocknete Brennesselblätter wird mit einem Viertelliter kochendem Wasser übergossen und 12 bis 15 Minuten ziehen gelassen. Dann wird der Absud abgeseiht.

Brennesselspülung stärkt die Haarwurzeln, verhindert auf diese Weise übermäßigen Haarausfall und wirkt gegen Schuppen. Für blondes Haar ist sie nicht geeignet!

KAMILLEN-SPÜLUNG

Getrocknete Kamillenblüten – ein Eßlöffel auf einen Viertelliter Wasser – werden mit kochendem Wasser übergossen. Bis zum Abkühlen ziehen lassen. Sobald der Aufguß nur mehr lauwarm ist, wird er abgeseiht.

Die Kamillen-Spülung ist die klassische Spülung für blondes Haar. Sie macht es seidig und glänzend.

Eisenkraut-Spülung

Zwei bis drei Eßlöffel Eisenkraut werden mit einem Viertelliter kochendem Wasser übergossen. 20 Minuten ziehen lassen, abseihen und in die Kopfhaut einmassieren. Die Eisenkraut-Spülung regt das Haarwachstum an, gibt dem Haar mehr Fülle und blondem Haar einen strahlenden Glanz!

Goldruten-Spülung

Drei Eßlöffel frische Goldruten-Blüten werden mit einem Viertelliter kochendem Wasser übergossen und bis zum Abkühlen stehengelassen. Dann abseihen und in die Kopfhaut einmassieren. Die Goldruten-Spülung gibt blondem Haar einen goldenen Schimmer und vermindert die Neigung zur Spaltung der Haarspitzen.

Kornblumen-Spülung

Zwei bis drei Eßlöffel getrocknete Kornblumen werden mit einem Viertelliter kochendem Wasser übergossen. Man läßt sie eine halbe Stunde ziehen und seiht dann ab.

Die Kornblumen-Spülung ist ideal für weißes Haar. Sie läßt den leichten Gelbstich verschwinden und macht das Haar seidig und füllig.

Rosmarin-Spülung

Vier bis fünf Eßlöffel Rosmarin-Triebspitzen läßt man 20 Minuten in gut einem halben Liter schwach siedendem Wasser ziehen. Abseihen und damit das Shampoo aus dem Haar waschen! Auf diese Art wird jede Haarfarbe intensiver, besonders aber brünett!

SPÜLUNGEN SPEZIELL GEGEN SCHUPPEN

KATZENMINZE-SPÜLUNG

Drei Eßlöffel blühendes Kraut der Katzenminze werden mit einem Viertelliter kochendem Wasser übergossen. Bis zum Abkühlen ziehen lassen, dann abseihen. Der Aufguß wird mehrere Minuten lang in die Kopfhaut einmassiert. Anschließend mit wenig Wasser abspülen.

THYMIAN-SPÜLUNG

Zwei bis drei Eßlöffel Triebspitzen des Thymian – am wirkungsvollsten gegen Schuppen sind sie, wenn man sie zu Beginn der Blüte sammelt – sowie jeweils die halbe Menge Salbei und Rosmarin läßt man eine Viertelstunde in einem Viertelliter siedendem Wasser ziehen. Abseihen und in die Kopfhaut einmassieren. Nicht nachspülen! Dieser Absud wirkt nicht nur zuverlässig gegen Schuppen, er gibt dem Haar auch einen gesunden Glanz.

HAARSHAMPOOS

Haarshampoos sind flüssige Seifen, ergänzt mit verschiedenen pflegenden Zusätzen. Welche Zusätze man aus dem überreichen Angebot der Pflanzenwelt wählt, hängt von den ästhetischen Wünschen, eventuellen Haarproblemen und dem persönlichen Geschmack ab.

Die Basis für die Herstellung von Haarshampoos ist immer ähnlich und das seifige Ausgangsprodukt immer die zu Flocken geschabte Kernseife. Sie kann deshalb auch für eigene Kreationen problemlos verwendet werden. Die folgenden Rezepte sind nämlich nur ein kleiner Teil aus vielerlei Möglichkeiten. Als Richtlinie kann gelten: Alles, was dem Haar als Kräuterspülung oder in einer Kräuteressig-Spülung wohl tut, paßt auch gut als Zusatz zum Shampoo!

Übrigens: Die modernen Industrie-Shampoos enthalten anstelle der Seifenbasis als waschaktive Substanz Detergentien, auch Tenside genannt. Sie entfetten das Haar radikal. Man wäscht damit zwar den Schmutz aus dem Haar, aber auch alles an Eigenfett und einiges von den natürlichen Farbstoffen. Die Detergentien erreichen auch tieferliegende Hautpartien und können sogar die Haarfollikel selbst entfetten. Eine Folge dieser Radikalentfettung ist, daß mit Detergentien radikalentfettetes Haar rascher verschmutzt. Eine andere, daß solche Shampoos für pflegende Zusätze nicht geeignet sind: Sie müssen rasch und gründlich wieder aus dem Haar gespült werden. Ein pflegender Zusatz braucht aber eine Mindestzeitspanne, während der er einwirken kann. Als Pflegeshampoos sind nur Shampoos auf Seifenbasis geeignet. Und um solche geht es hier!

LAVENDEL-SHAMPOO 42

50 g getrocknete Lavendelblüten
750 ml destilliertes Wasser
30 g Seifenflocken
50 ml Lavendelblütentinktur

Die Lavendelblüten werden mit einem Viertelliter des kochenden destillierten Wassers übergossen. Man läßt sie drei Stunden ziehen, seiht sie dann ab und drückt auch die Blüten gut aus. Der restliche halbe Liter destillierten Wassers wird nun zum Kochen gebracht und die Silberseife darin aufgelöst. Etwa eine Viertelstunde auf kleiner Flamme kochen lassen. Von der Platte nehmen, abkühlen lassen und mit dem Lavendelauszug aufgießen. Gut durchrühren und die Lavendelblütentinktur beigeben. Nach dem Abfüllen in der verschlossenen Flasche gut durchschütteln.

PFEFFERMINZ-SHAMPOO 48

50 g frische oder getrocknete Pfefferminzblätter
750 ml destilliertes Wasser
30 g Seifenflocken
50 ml Pfefferminztinktur

Die Pfefferminzblätter werden mit einem Viertelliter des kochenden destillierten Wassers übergossen und drei Stunden ziehen gelassen. Den restlichen halben Liter destillierten Wassers zum Kochen bringen und die Silberseife darin auflösen. Etwa eine Viertelstunde auf kleiner Flamme kochen lassen. Von der Platte nehmen, abkühlen lassen und mit dem Pfefferminzabsud aufgießen. Gut durchrühren und die Pfefferminztinktur beigeben. Nach dem Abfüllen in der verschlossenen Flasche gut durchschütteln.

FLIEDER-SHAMPOO

68

50 g getrocknete oder frische Fliederblüten
750 ml destilliertes Wasser
30 g Seifenflocken
50 ml Fliederblütentinktur

Die Fliederblüten mit einem Viertelliter des kochenden destillierten Wassers übergießen, drei Stunden ziehen lassen, abseihen und auch die Blüten gut ausdrücken. Den restlichen halben Liter destillierten Wassers zum Kochen bringen und die Silberseife darin auflösen. Etwa eine Viertelstunde auf kleiner Flamme kochen lassen. Von der Platte nehmen, abkühlen lassen und mit dem Fliederblütenauszug aufgießen. Gut durchrühren und die Fliederblütentinktur beigeben. Nach dem Abfüllen in der verschlossenen Flasche gut durchschütteln.

LILIEN-SHAMPOO

38

50 g frische oder getrocknete Schwertlilienblüten
750 ml destilliertes Wasser
30 g Seifenflocken
50 ml Lilienwurzeltinktur

Die Schwertlilienblüten werden mit einem Viertelliter des kochenden destillierten Wassers übergossen. Man läßt sie mindestens drei Stunden ziehen, seiht sie dann ab und drückt auch die Blüten gut aus. Der restliche halbe Liter destillierten Wassers wird nun zum Kochen gebracht und die Silberseife darin aufgelöst. Etwa eine Viertelstunde auf kleiner Flamme kochen lassen. Von der Platte nehmen, abkühlen lassen und mit dem Blütenauszug aufgießen. Gut durchrühren und die Lilienwurzeltinktur beigeben. Nach dem Abfüllen in der verschlossenen Flasche gut durchschütteln.

Für **Kräutershampoos**, die sich auf spezielle Haarprobleme beziehen oder der persönlichen Neigung entgegenkommen, gelten diese Rezepte ebenso und die Mengenangaben annähernd. Ein Kräuterabsud sollte allerdings nur 20 Minuten ziehen. Anstelle der Tinktur kann auch die halbe Menge – auf obige Rezepte bezogen, also 25 ml – Weingeist beigegeben werden.

Besonders geeignet für Kräutershampoos sind **Kamille**, **Eisenkraut**, **Brennessel** (nur getrocknete Blätter für den Absud verwenden!), **Gold-**

rute, **Katzenminze** (gegen Schuppen wirksam!) sowie die Blüten von **Apfel-**, **Pfirsich-** und **Marillenbaum**. Will man letztere für exklusive Shampoos verwenden, benötigt man einerseits die Tinktur aus den Blüten – also den alkoholischen Auszug – und andererseits die getrockneten Blüten für den Absud im destillierten Wasser. Alle Blüten sollten nach dem Übergießen mit dem kochenden destillierten Wasser gut drei Stunden ziehen!

Für blondes Haar ist ein Shampoo mit Kamille oder Goldrute besonders geeignet. Braunes, brünettes und schwarzes Haar bekommt durch Rosmarinshampoo einen schönen Glanz.

NATÜRLICHE TÖNUNGEN UND FESTIGER

Es gibt eine Reihe von Pflanzenfarben, die für die Tönung und das Färben von Haaren verwendet werden können. Allerdings ist das Ergebnis manchmal nicht so, daß das Rezept unbedingt nach Weiterempfehlung verlangt. Sie finden deshalb in diesem Kapitel nur solche Rezepte und Anregungen, die auch tatsächlich einen zufriedenstellenden Erfolg erwarten lassen.

Während chemische Haarfärbemittel in das Haar eindringen und somit nicht nur die Farbe, sondern auch die Struktur des Haares verändern, setzen sich die Pigmente von Pflanzenfarben nur an der Hornschicht des Haares fest. Die Farbe hält zwar einige Haarwäschen weniger lang, aber dafür bleiben die Haare selbst länger auf dem Kopf.

Ähnliches gilt für tönende Haarfestiger. Industriell hergestellte Farbfestiger lagern Farbstoffe und deren Trägersubstanzen auf der Kopfhaut ab. Das kann zum Verkleben der Poren und zu Haarausfall führen.

Die in den folgenden Rezepten verwendeten Farben können intensiv tönen oder färben. Die Einwirkungsdauer ist genauso bestimmend für das Ergebnis wie die Mischung. Beide, Mischung wie Einwirkungsdauer, hängen von der individuellen Haarfarbe und der Haarstruktur ab. Auch reagiert dauergewelltes Haar anders als naturbelassenes. Sie werden nicht darum herumkommen, zuerst einmal einige Versuche an einzelnen Haarsträhnen zu machen. Schneiden Sie dazu aus dem Unterhaar eine kleine Strähne aus und binden Sie sie zusammen. Waschen Sie die Strähne, um sie zu entfetten, und tragen Sie die Farbe auf. Nach einer gewissen Zeit auswaschen und die Strähne trocknen. Erst am trockenen Haar kann man das Ergebnis beurteilen.

Bei der Anwendung der pflanzlichen Tönungs- und Färbemittel sollte man dünne Gummihandschuhe tragen. Die Pflanzenfarben färben nämlich nicht nur Haar, sondern auch Haut. Richtig aufgetragen wird die Tönung oder Färbung, indem man eine einzelne Strähne anhebt und die Lösung mit einem weichen Pinsel aufstreicht.

Eine oft verwendete Tönung für rötliches Haar ist Henna. Das Pulver wird aus den getrockneten Blättern des Hennastrauches gemahlen. Natürlich ist nur das rotfärbende Henna. Das im Handel angebotene schwarz-, blond- und braunfärbende Henna ist oft mit Oxydationsfarben versetzt.

Wendet man Henna bei blondem und grauem Haar an, erhält man ein Karottenrot. Brünettes Haar erhält dagegen einen schönen Kastanienton, dunkelbraunem und schwarzem Haar gibt Henna sanfte Rotreflexe.

Auch unsere heimische Pflanzenwelt hat eine Palette an Haarfärbe- und Tönungsmitteln anzubieten:

Walnussschalen

Getrocknete und in der Kaffeemühle zu Pulver gemahlene Walnußschalen geben dunkelblondem und braunem Haar schöne satte Brauntöne.

Heidelbeeren

Getrocknete und pulverisierte Heidelbeeren geben dunkelblondem und brünettem Haar den begehrten „Ascheton". Für helleres Haar sind Heidelbeeren ungeeignet – da kann es zu einem leichten Blaustich kommen!

Rhabarberwurzeln

Getrocknete und zu Pulver gemahlene Rhabarberwurzeln geben blondem Haar einen intensiven und trotzdem natürlich wirkenden Goldglanz. Weil sie auch viel an Vitaminen und Gerbstoffen enthalten, sind sie nicht nur Tönung, sondern auch nährende Pflege für blondes Haar.

Johanniskraut

Die getrockneten und fein zermahlenen Blüten des Johanniskrauts geben braunem Haar einen kastanienroten Schimmer. Bei blondem Haar ist Vorsicht geboten – bei zu langer Einwirkungsdauer kann ein orangeroter Farbton entstehen!

Das fein gemahlene Pulver wird jeweils mit wenig Weizenkeimöl angerührt. Es sollte ein dicker, aber gleichmäßiger Brei entstehen. Diesem gießt man langsam heißes Wasser zu, bis er eine streichfähige Konsistenz erreicht hat. Gut durchrühren und eine Viertelstunde rasten lassen. Dann nochmals mit etwas heißem Wasser verdünnen.

Nach der Haarwäsche wird die dickflüssige Farbe mit einem breiten Pinsel gleichmäßig Strähne für Strähne in das Haar gestrichen. Wenn Sie einzelne Strähnchen färben wollen, unterlegen Sie diese mit Alufolie und tragen dann die Farbe mit dem Pinsel auf. Anschließend die Alufolie einrollen und auf der Haarsträhne festdrücken.

Während der Einwirkungszeit sollte die Farbpackung warm gehalten werden. Am einfachsten ist das zu erreichen, indem Sie eine Plastikhaube aufsetzen und ein Frotteehandtuch um den Kopf wickeln. Als Richtwert für die Einwirkungsdauer kann man sagen, daß bei der Rhabarbertönung natürlich aschblondes Haar nach einer halben Stunde einen sanft honigblonden Farbton aufweist. Nach der Tönung wird das Haar noch einmal gründlich gewaschen.

Tönende und färbende Haarspülungen

Königskerze

Ein konzentrierter Absud der Blüten der kleinblütigen Königskerze gibt blondem Haar einen intensiven Goldglanz.

Eichengallen

Eine Handvoll frisch gesammelter Eichengallen wird mit einem halben Liter kochendem Wasser übergossen. Zehn Minuten ziehen lassen, dann abseihen und den Absud in die Haare einmassieren. Eichengallenabsud färbt jedes Haar tiefschwarz!

Natürliche Haarfestiger

Der einfachste natürliche Haarfestiger ist **helles Bier**. Es genügt etwa ein Achtelliter, den man gleichmäßig über das Haar verteilt und eintrocknen läßt. Keine Sorge – man riecht nichts! Das Bier festigt nicht nur, es macht das Haar auch seidig und glänzend. Helles Bier als Haarfestiger ist für jede Haarfarbe geeignet.

Ebenfalls einfach und natürlich ist **Honig** als Haarfestiger. Für halblanges Haar benötigt man einen Eßlöffel voll Bienenhonig, einen Viertelliter warmen Wassers und einen Spritzer Obstessig. Der Honig wird im warmen Wasser vollständig aufgelöst und gut verrührt. Dann kommt der Obstessig dazu und wird ebenfalls gut eingerührt. Dieser Honigfestiger wird sanft in das Haar einmassiert. Er gibt Fülle, Festigkeit undGlanz.

Die Magie der Düfte

Schönheit tut dem Wesen des Menschen gut. Über alle Sinne nehmen wir sie auf: Über die Augen als Schönheit eines Bildes oder Abbildes, über die Ohren als Schönheit eines Klanges oder einer Stimme, über den Tastsinn als Schönheit samtiger Haut. Und über die Nase als Schönheit eines Duftes. Wie ein Bild, ein Gesicht, ein Klang kann auch ein Duft direkt auf unser Gemüt wirken und Seelenstimmungen auslösen, verstärken oder verändern.

Der Wunsch, zu gefallen, trägt als einen Teil den Wunsch in sich, seine eigene Duftnote auszusenden. Es entspricht dem Bedürfnis nach Selbstdarstellung und ist aus dieser Sicht ein Element der Kommunikation. Wie man sich an ein Gesicht oder den Tonfall einer Stimme erinnert, so erinnert man sich an eine Duftnote und kann sie einem bestimmten Menschen zuordnen.

Düfte werden mit bestimmten Vorstellungen und Empfindungen in Zusammenhang gebracht. So nennt man manche Düfte blumig, süß oder lieblich, andere bitter, schwer oder scharf, manche auch lebhaft oder zurückhaltend, flüchtig oder hartnäckig, herb oder mild. Ein Gemisch von Lilien, Zimt und Mandeln hat einen weichen, dunklen Charakter. Die Komposition aus Flieder, Eisenkraut und Zitronen dagegen ergibt eine hellere, schärfere Duftrichtung und hat einen ausgeprägten Charakter.

Trägt man Parfum auf die Haut auf, so verdunstet zuerst der Alkohol. Die duftenden ätherischen Öle werden durch Harz oder Öl – oft auch durch tierische Fixative wie Moschus oder Nerzöl – am Entweichen gehindert. Fixativ nennt man jene Hilfsstoffe, welche die Düfte der ätherischen Öle möglichst lange an die Haut binden sollen. Meist genügt ein Tropfen Pflanzenöl, in der alkoholischen Lösung des Parfums rasch und vollständig gelöst, wenn auch tierische Sekrete noch wirksamer sind.

Ohne Fixativ verflüchtigt sich ein Parfum schnell. Es ändert dabei ständig seinen Charakter, denn es gibt keine zwei Stoffe, die gleich schnell verdunsten. Die Intensität des Verdunstens hängt von der Flüchtigkeit der jeweiligen Stoffe ab. Je kürzer der Geruch empfunden wird, um so heftiger verdunstet eine Substanz und um so flüchtiger ist diese. Dieser Grund-

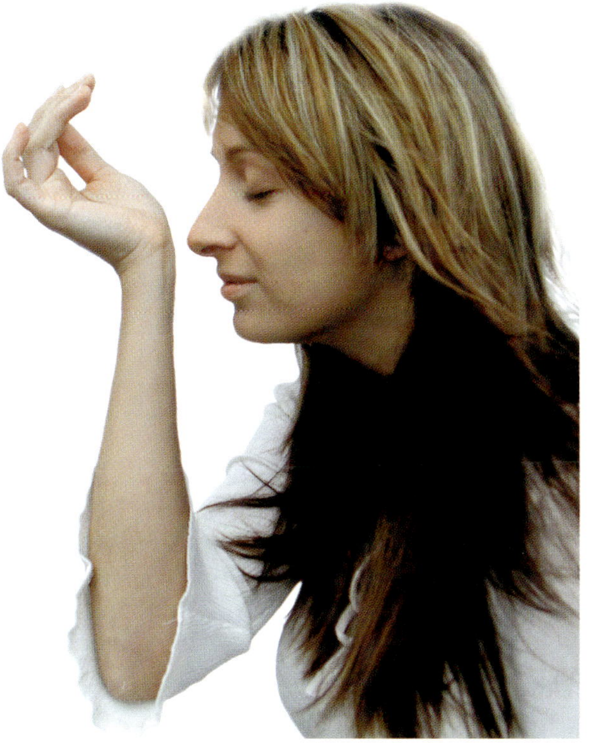

satz wurde gegen Ende des 19. Jahrhunderts entdeckt und gilt bis heute als einer der bestimmenden Grundsätze der Parfumerie. Francis Bacon, ein richtungweisender Philosoph im England des 16. Jahrhunderts, nannte den Duft den Atem der Blume, ein Kommen und Gehen, wie das Lauter- und Leiserwerden einer Melodie. Und er sagte, daß Düfte in der Entfernung süßer seien als in nächster Nähe, genauso wie eine Melodie aus einiger Entfernung erst harmonisch klingt, weil man in nächster Nähe des Orchesters zu viele Einzeltöne wahrnimmt.

Als Parfum bezeichnet man nie nur einen einzelnen Duft. Ein einzelner Duft entstammt einem einzigen, bestimmten ätherischen Öl. Parfum ist immer die Komposition mehrerer Düfte zu einem individuellen Duftcharakter. Parfumeure bezeichnen diese Komposition, die sie nach langem Probieren und mit Vertrauen auf ihre Nase finden, den Akkord. Die tiefen Töne des Duftakkords sind schwere, lang anhaltende Düfte; die hohen Töne sind flüchtige Düfte, die schnell verdunsten und der Nase den ersten Eindruck vom jeweiligen Parfum vermitteln.

In der gewerblichen und industriellen Parfumerie werden an die 5.000 verschiedene Pflanzenstoffe genutzt. Trotzdem kommt einer Essenz immer die Hauptrolle zu. Wie sich das Orchester um die erste Violine gruppiert, tun das die verschiedenen Essenzen eines Parfums um die Leitessenz. Bei den leichten, blumigen Parfums ist das oftmals Jasmin, Lilie, Flieder oder Rose. Die schwereren, würzigen Parfums gruppieren sich um die Nelke, manchmal das Veilchen und um exotische Duftnoten wie Orangenblüten, Tuberose, Sandelholz, Lemongras und Zeder.

Ätherische Öle

Die duftenden Substanzen sind Endprodukte des sekundären Stoffwechsels der Pflanzen. Meist dienen sie dazu, Insekten als Bestäubungshelfer anzulocken, aber nicht immer. Gewisse Umgebungsbedingungen sind nötig, damit der Duft ein solcher bleibt und nicht in Richtung Gestank umschlägt. Der Duft so wichtiger Duftstofflieferanten wie beispielsweise Schwertlilie, Jasmin, Narzisse oder Flieder wirkt rasch unangenehm, wenn die Pflanzen in einem warmen Raum aufbewahrt werden.

Blüten mit dicken Kronblättern, wie Jasmin, Rosen, Magnolien, verschiedene Pelargonien und Nelken, enthalten besonders viel ätherisches Öl. Einerseits speichern die großen Epidermalzellen viel davon, und andererseits kann durch die dicken Blätter weniger davon verdunsten.

Weiße Blüten duften stärker als farbige, da entweder Duft oder Farbe die Insekten als Bestäubungshelfer anlocken. Beides zusammen – eine intensive Farbe und ein starker Duft – ist sehr selten. Die kräftig gefärbten Mohnblumen sind ebenso wie Veronika, Enzian und Glockenblume völlig duftlos. Der weiße Jasmin hat einen intensiven Duft, der gelbe Jasmin hat gar keinen.

Die ätherischen Öle sind – im Gegensatz zu den gepreßten Pflanzenölen – nicht fettig. Trotzdem sind sie wasserunlöslich – sonst würde sie ja der Regen abwaschen. Sie lassen sich gut in Alkohol lösen und mit Alkohol mischen. Hauptsächlich bestehen sie aus Terpenen, einer Gruppe von Kohlenwasserstoffen. Durch Oxydation an der Luft entstehen daraus Ester, Alkohole und Aldehyde. Das Geranol beispielsweise, eine Alkoholverbindung, erzeugt den Rosenduft und ist fast ausschließlich in Blüten zu finden. Borneol dagegen riecht nach Kampfer und kommt in Blättern vor, ebenso das Menthol der Minze.

Die Gewinnung der reinen ätherischen Öle ist äußerst aufwendig und arbeitsintensiv. So benötigt man zur Gewinnung von 100 Gramm Rosenöl rund 600 kg Blütenblätter! Wer reine ätherische Öle verwenden will, tut besser daran, diese zu kaufen.

Das ätherische Öl wird bei der Parfumkomposition nie rein verwendet. Deshalb macht es nichts aus, wenn es zu einem bestimmten Prozentsatz bereits in Alkohol oder Fett gelöst ist. Diese Essenzen mit einem hohen Anteil ätherischer Öle lassen sich auch mit einfachen Mitteln gewinnen. Die im folgenden beschriebenen Verfahren dienen somit nicht der Gewinnung reiner ätherischer Öle, sondern duftender Essenzen mit einem hohen Anteil ätherischer Öle. Von den verschiedenen gebräuchlichen

Verfahren kommen drei für unsere Anwendungen in Frage: Destillation, Enfleurage und Mazeration.

Destillation

Um Blütenessenzen für die Herstellung eigener Parfums und für die Beigabe zu Seifen, Cremes und Lotionen zu gewinnen, ist die Wasserdampfdestillation das einfachste und am wenigsten zeitraubende Verfahren. Man benötigt dazu nicht unbedingt einen Destillierapparat. Ein Teekessel mit gut schließendem Deckel und hoch sitzendem Ausguß tut es als Behelfsdestilliergerät auch. Man bringt am Ausguß einen passenden und dicht abschließenden Gummischlauch an, führt diesen durch ein Waschbecken mit kaltem Wasser und weiter in den Hals einer Flasche. Im Teekessel werden die dicht aufeinandergepackten Blüten mit destilliertem Wasser übergossen und anschließend erhitzt. Das Destillat tritt durch den Ausguß in den Schlauch, wird durch das kalte Wasser gekühlt und tropft in die Flasche.

Nach dem Destilliervorgang gießt man es aus der Flasche in eine flache Schüssel. Der ölige Anteil sammelt sich nach kurzer Zeit an der Oberfläche und kann mit einer Pipette abgesaugt werden. Man sollte damit nicht zulange zuwarten, damit nicht zuviel durch Verdunstung wieder verlorengeht.

Je nach Blütenart und beeinflußt von der Dauer des Destilliervorgangs kann man auf diese einfache Art ein konzentriertes Duftwasser mit einem Gehalt an ätherischen Ölen von etwa 20 Prozent gewinnen. Bedenkt man, daß nur einige Tropfen ätherischen Öls auf 100 ml Alkohol bereits ein intensives Bouquet erzeugen, so ist dieses Duftwasser eine ausgezeichnete Basis für eigene Parfumkreationen.

Wichtig ist, daß der Behälter, in welchem die Blüten im Wasserbad erhitzt werden, aus Edelstahl oder Glas ist. Kupfer, Eisen oder Aluminium kommen dafür nicht in Frage, weil sie durch ihre Neigung zur Oxydation die Duftstoffe beinflussen. Ein emaillierter Kochtopf dagegen ist durchaus geeignet, wenn der Deckel dicht schließt und man den Griffknopf des Deckels durch ein Austrittsventil für den Gummischlauch ersetzt.

Für diese Art der Duftstoffgewinnung sind die meisten Blüten – vor allem **Jasmin**, **Flieder**, **Veilchen**, **Nelken**, **Rosmarin**, **Maiglöckchen**, **Narzissen**, **Lavendel**, alle **Pelargonien**, alle Arten von **Rosen** – sowie die Blätter von **Minze** und **Melisse** geeignet. Auf ähnliche Art kann man die getrockneten, in kleine Stücke geteilten und zuvor im destillierten Wasser zwölf Stunden angesetzten Schwertlilien- und Rosenwurzeln destillieren. Man gewinnt eine intensiv duftende Essenz, die man auch als Duftstoff für Badeöle und Körperöle verwenden kann.

Enfleurage

Die ätherischen Öle von Reseda, Flieder, Veilchen und Maiglöckchen lassen sich besonders gut durch Enfleurage gewinnen. Für dieses Verfahren ist keine Hitze nötig, es ist also sehr schonend, aber nur für jene Blüten geeignet, die ihren Duft auch längere Zeit nach dem Sammeln behalten.

Als Hilfsmittel benötigt man Glasscheiben, idealerweise in Holzrahmen, und ein Regal für deren platzsparende Aufbewahrung.

Die Glasplatten werden mit einer etwa zwei Zentimeter dicken Schicht aus reinem Schweineschmalz versehen. Auf die Schmalzschicht werden die Blüten gestreut und drei bis vier Tage darauf belassen. Nach dieser Zeit werden die Blüten entfernt und durch neue ersetzt. Das Schmalz bleibt unangetastet! Auf diese Weise fährt man ungefähr einen Monat lang fort, so daß die Blüten auf dem Schmalz acht- bis zehnmal erneuert werden. Nach einem Monat ist das Schweineschmalz mit den Duftstoffen gesättigt. Dieser Umstand macht verständlich, daß für die Enfleurage nur Pflanzen geeignet sind, deren Blütezeit mindestens einen Monat beträgt. Nur bei ihnen ist der regelmäßige Nachschub an frischen Blüten gewährleistet.

Das mit Duft gesättigte Schweineschmalz wird von den Glasplatten abgeschabt, in Gläser mit weitem Hals gegeben und mit 96prozentigem Alkohol übergossen. Gut zugedeckt läßt man diesen Ansatz noch zwei Wochen stehen. Dann wird durch einen sehr feinen Filter abgegossen. Die stark duftende alkoholische Essenz kann zur Komposition von Parfums verwendet werden, aber auch als Beigabe zu Tonics oder zu Rasierwasser.

Die Enfleurage ist verhältnismäßig arbeitsaufwendig, liefert aber sehr gute Ergebnisse.

Mazeration

Bei der Mazeration wird wie bei der Enfleurage Schweineschmalz als Duftträger verwendet. Allerdings nicht kalt, sondern erwärmt. Das Schweineschmalz wird in einem emaillierten Kochtopf oder einer feuerfesten Glasschüssel geschmolzen und mit den Blüten verrührt. Gut drei Stunden läßt man die Blüten im Schmalz ziehen, dann entfernt man sie und ersetzt sie durch frische. Das Schmalz wird dazu wieder erwärmt, bis es geschmolzen ist. Diesen Vorgang sollte man zehn bis zwölfmal wiederholen, bis das Schmalz mit dem Blütenduft gesättigt ist. Weil das rund 30 Stunden dauert, sollten Sie vielleicht einen Wecker parat haben. Oder eben eine Etappe sechs Stunden ziehen lassen, damit Sie zu Ihrer Nachtruhe kommen.

Am Schluß werden alle Blüten sorgfältig entfernt und das Schweineschmalz nochmals bis zum Schmelzen erwärmt, damit sich alle Verunreinigungen am Boden absetzen. Dann wird vorsichtig abgegossen. Die Pomade, die man nun erhalten hat, erreicht in ihrer Konsistenz und Qualität auf jeden Fall jene käuflicher Pomaden.

Um die Essenz aus der Pomade zu extrahieren, gibt man zu einem Kilogramm Pomade einen Liter 96prozentigen Alkohol. Diesen Ansatz läßt man vier bis fünf Wochen stehen und gießt ihn dann ab. In der verbleibenden, am Boden des Gefäßes abgesetzten Pomade sind immer noch genug Duftstoffe, um sie als Teil der Fettphase von Cremes oder als Haarpomade zu nutzen.

Die individuelle Duftkomposition

Ein Parfum, Eau de toilette oder Eau de Cologne ist eine Komposition, für die persönlicher Geschmack und individuelle Neigung ausschlaggebend sind. Regeln gibt es allerdings, was die Begriffe selbst betrifft. Ein Parfum enthält etwa 20 bis 30 Prozent ätherische Öle, Eau de toilette rund fünf Prozent und Eau de Cologne zwischen zwei und drei Prozent, immer in 96prozentigem Alkohol gelöst. Geeignet ist der echte Weingeist, auch als Feinsprit oder Äthanol bezeichnet, am besten wirklich rein und nicht mit Kampfer denaturiert. Wenn schon ungeeignet als Getränk und damit von den entsprechenden Steuern verschont und deshalb billiger, dann den sogenannten ARO-Sprit. Das ist ebenfalls 96prozentiger Weingeist, der allerdings nicht mit Kampfer, sondern mit Rosmarinessenz untrinkbar gemacht worden ist. Rosmarin paßt zu Duftkreationen, Kampfer eher nicht.

Die Bereitung von Parfum, Eau de toilette oder Eau de Cologne geht in der Weise vor sich, daß man die ätherischen Öle oder duftenden Essenzen tropfenweise dem Alkohol zugibt und mit einem Glasstab umrührt. Als Gefäß verwendet man am besten einen Glasbecher mit Maßskala. Hat man die individuell gewünschte Duftnote gefunden, muß das Parfum zwei Wochen in einem gut verschlossenen Fläschchen „reifen": In dieser Zeit können sich die Essenzen gut miteinander verbinden. Nach dieser Reifezeit fügt man einen Tropfen Weizenkeimöl auf 10 ml Parfum – die ideale Fläschchengröße – als Fixativ bei und rührt das nun gebrauchsfertige Parfum noch einmal mit dem Glasstab gut durch. Eau de toilette und Eau de Cologne brauchen kein Fixativ und keine Reifezeit.

Karmeliterwasser

24 42 67

100 g Zitronenmelissenblätter
5 g Muskatnuß
5 g Gewürznelken
5 g Koriander
5 g getrocknete Engelwurz
0,5 Liter Holunderblütenwasser
0,5 Liter 96prozentiger Alkohol

Die Nonnen der Karmeliterabtei St. Just bereiteten im 14. Jahrhundert dieses heißbegehrte Toilettenwasser zu.

Melissenblätter, Muskatnuß, Gewürznelken, Koriander und Engelwurz werden im Alkohol angesetzt und zwei Wochen an einem warmen Ort stehen gelassen. Dann fügt man das Holunderblütenwasser – 100 bis 150 Gramm Holunderblüten in destilliertem Wasser 12 Stunden angesetzt – bei und füllt das Ganze in einen Destillierapparat oder einen wie vorher beschriebenen modifizierten Kochtopf. Das Destillat ist das fertige Karmeliterwasser, es kann nach dem Abkühlen in kleine Flaschen gefüllt und verwendet werden.

Lavendelwasser

42

500 g Lavendelblüten
5 g Zimtrinde
500 ml destilliertes Wasser
100 ml 96prozentiger Weingeist

Verdünnt man das Destillat mit derselben Menge Rosenduftwasser und verzichtet auf den Alkohol, so erhält man ein angenehm duftendes und adstringierendes Gesichtswasser.

Die ganzen Blütenstände des Lavendels werden zusammen mit der Zimtrinde in den zum Destillierapparat umfunktionierten Kochtopf gegeben und mit dem destillierten Wasser bedeckt. Eine halbe Stunde stehen lassen, dann die Destillation durchführen. Das fertige Destillat einige Zeit stehen lassen, bis sich die Essenz an der Oberfläche konzentriert hat, dann mittels Pipette absaugen und in den Weingeist träufeln. Man erhält ein intensiv nach Lavendel duftendes Eau de toilette.

Rosmarinessenz

65

500 g Rosmarin-Triebspitzen
3 l Alkohol

Die frischen Triebspitzen des Rosmarins werden in Gläser verteilt und mit dem Alkohol übergossen. Man kann sowohl den mit Kampfer versetzten 96prozentigen Weingeist verwenden wie auch den ARO-Sprit, der bereits Rosmarinessenz enthält. Nach zehn bis zwölf Tagen in gut verschlossenen Gläsern füllt man den Ansatz in den Destillierapparat oder den dafür zugerichteten Kochtopf und destilliert ihn. Die so gewonnene Rosmarinessenz kann für die Komposition von Parfums verwendet werden oder, mit derselben Menge Weingeist verdünnt, als Eau de toilette.

MELISSENGEIST 47

500 g Melissenblätter
2,5 l 96prozentiger Alkohol

Die frischen Melissenblätter werden locker in Gläser gegeben und mit dem 96prozentigen Alkohol übergossen. Gut verschlossen für zwei Wochen ziehen lassen. Dann wird der Auszug mitsamt den Blättern wie vorher beschrieben destilliert. Das Destillat kann mit 96prozentigem Alkohol auf die dreifache Menge verdünnt werden und ergibt das bekannte Eau de toilette.

MÄRZVEILCHENESSENZ 17

Frische Blüten des Märzveilchens
1 kg reines Schweineschmalz
5 ml Benzoin

In einem Topf schmilzt man das Schweineschmalz und fügt das Benzoin bei. Benzoin verhindert, daß das erwärmte Schmalz zu rasch ranzig wird. Es ist in der Apotheke oder Drogerie erhältlich. Unter das geschmolzene Schmalz wird eine Handvoll Veilchenblüten gerührt. Nach 8 Stunden nimmt man die Blüten aus dem Schmalz, erhitzt es wieder, bis es vollständig geschmolzen ist, und gibt eine frische Handvoll Veilchenblüten darunter. Diesen Vorgang wiederholt man siebenmal, dann ist das Schmalz mit dem Duft der Veilchenblüten gesättigt. Noch einmal erwärmen, alle Blütenreste entfernen und das zur duftenden Pomade gewordene Schmalz in ein großes und gut verschließbares Glasgefäß füllen. Mit derselben Menge 96prozentigen Weingeists bedecken und vier Wochen stehen lassen. Dann die Essenz durch Filterpapier abgießen. Sie ist die Basis für intensiv duftende, blumige Parfums.

Der verbleibende Rest Pomade ist beileibe kein Abfall, sondern wird kurz erhitzt, damit er eine gleichmäßige Konsistenz erhält. Pur ist er eine wertvolle Haarpomade. Er kann aber auch verschiedensten Produkten als Duftträger oder duftender Konsistenzgeber beigemengt werden.

Die Komposition aus ätherischen Ölen

Wer die duftenden Essenzen nicht direkt von den Blüten gewinnen kann, oder wem diese Verfahren zu aufwendig sind, muß trotzdem nicht auf die Kreation eigener Duftkompositionen verzichten. Man kann dafür nämlich auch die ätherischen Öle, wie sie in Drogerien angeboten werden, verwenden.

Die stoffliche Basis für Parfums, Eau de toilette und Eau de Cologne ist auch in diesem Fall der 96prozentige Weingeist, rein oder als ARO-Sprit mit Rosmarinessenz denaturiert. Auf 10 ml Weingeist gibt man

- für ein Parfum 30 Tropfen ätherische Öle
- für ein Eau de toilette 6 bis 7 Tropfen ätherische Öle
- für ein Eau de Cologne 3 bis 4 Tropfen ätherische Öle

Welche ätherischen Öle und in welcher Komposition man sie verwendet, ist Sache der Neigung, der Nase und des Geschmacks. Die Summe ihrer Zugabe zum Alkohol sollte jedoch den oben angeführten Mengen entsprechen.

Die Parfumeure unterscheiden bei der Komposition einer Duftnote als Einzelelemente die Kopfnote, die Herznote und die Basisnote. Diese drei Noten gemeinsam ergeben den Akkord des Duftes. Auch bei der Kreation eines Parfums aus gekauften ätherischen Einzelölen sollte sich der Duftakkord aus diesen drei Tönen bilden und zur Harmonie entfalten. Man benötigt somit mindestens drei verschiedene ätherische Öle, je eines für jede der drei Noten.

Die **Kopfnote** soll den ersten Eindruck vermitteln und aus leichten, hellen, blumigen Tönen bestehen. Geeignete ätherische Öle sind beispielsweise Bergamotte, Limette, Lemongras, Verbena oder Pfefferminze.

Die **Herznote** soll den Charakter des Duftes ausbauen und länger wirken. Dafür sind die ätherischen Öle von Lavendel, Jasmin, Rose, Melisse, Geranie oder Muskatellersalbei beispielhaft.

Die **Basisnote** ist der tragende Ton des Akkords und dementsprechend dunkel, schwer und satt. Sie wirkt auch als Fixativ für die Herznote. Die geeigneten ätherischen Öle dafür sind Sandelholz, Rosenholz, Zedernholz, Vanille, Zimt oder Nelke.

Die Mengenverhältnisse der einzelnen Noten zueinander werden vom individuellen Geschmack bestimmt. Trotzdem im folgenden einige Vorschläge für Mischungen bestimmter Duftcharaktere – für eine erste Orientierung.

Blumig-würziges Parfum

10 ml ARO-Sprit, je 5 Tr. Zimt, Vanille und Muskatellersalbei, 3 Tr. Nelke, 6 Tr. Lemongras und 6 Tr. Orangenblüte.

Frisch-blumiges Parfum

10 ml ARO-Sprit, je 5 Tr. Lavendel, Rose und Bergamotte, 3 Tr. Zimt, 3 Tr. Lemongras, 3 Tr. Verbena, 6 Tr. Zitrone.

Dunkel-sinnliches Parfum

10 ml ARO-Sprit, je 5 Tr. Sandelholz, Rosenholz, Jasmin, Flieder, Verbena und Limette.

Parfumcremes für Alkoholallergiker

Manche Menschen reagieren auf Essenzen in alkoholischer Lösung mit Hautreizungen, Rötungen und manchmal sogar mit starken allergischen Symptomen wie Atemnot. Auch sie müssen nicht auf ihre persönliche Duftnote verzichten, bloß auf die alkoholische Lösung derselben. Die ätherischen Öle können nämlich sehr einfach in eine Salbenbasis eingerührt werden und bieten dann als Parfumcreme nicht nur den Vorteil des völligen Fehlens von Alkohol, sondern auch jenen eines lange anhaltenden und sich gleichmäßig entwickelnden Duftes.

Alle Duftkombinationen können genauso angewandt werden wie bei alkoholischer Lösung. Unterschiedlich ist nur das Trägermedium für die ätherischen Öle.

Grundrezept für die Parfumcreme

20 ml Weizenkeimöl
5 g Bienenwachs
30 Tropfen ätherisches Öl in beliebiger Mischung

Das Bienenwachs wird im Wasserbad in einer feuerfesten Glasschüssel geschmolzen, bis es eine gleichmäßige flüssige Konsistenz aufweist. Dann gibt man das Weizenkeimöl hinzu, rührt gut um, nimmt die Schüssel aus dem Wasserbad und läßt das Ganze abkühlen. Währenddessen mischt man in einem Schraubdeckelglas von etwa 30 ml Inhalt die ätherischen Öle und gießt schließlich die Wachs-Öl-Mischung langsam darüber. Sobald die Creme fest geworden ist, mit dem Schraubdeckel gut verschließen und wie das alkoholische Parfum etwa zwei Wochen reifen lassen.

Speziell für den Mann

Die meisten Cremes, Seifen, Shampoos und Badezusätze haben an sich keine besondere geschlechtsspezifische Note. Haut und Haar brauchen ihre Pflege, egal an welchem Körper sie sich befinden. Was Kosmetikprodukte „weiblich" oder „männlich" macht, ist ausschließlich eine ausgeprägte Duftnote bestimmten Grundcharakters. Und die geschlechtsspezifische Zuordnung nach dem Duft ist ein kulturelles Phänomen und nur aus dieser Perspektive ein kosmetisches. Männer duften eben nicht blumig, sondern markant. Sie finden sich nicht in einer sinnlich-romantischen Duftnote, sondern in einer herb-frischen.

Abgesehen davon gibt es natürlich einen spezifisch männlichen Kosmetikbereich: die Rasur und die Pflege der Haut nach der Rasur.

Rasierseife

Die Rasierseife soll die Haut für die Klingenrasur gleitfähig machen, sie vor Reizungen durch die schabende Klinge schützen und die Bartstoppeln möglichst gleichmäßig aufrichten. Die klassische Rasierseife ist eine dickflüssige Cremeseife, die durch kräftiges Rühren mit etwas Wasser schaumig wird – also durch „Schaumschlagen" in einem geeigneten Gefäß. Der Schaum wird anschließend auf das gut angefeuchtete Gesicht aufgetragen.

Die Herstellung der Rasierseife entspricht im wesentlichen jener von Haarshampoo, bloß mit einem höheren Seifenanteil. Sie selbst herzustellen hat den Vorteil, daß man pflegende Auszüge und Essenzen nach eigenem Geschmack und Bedürfnis beimengen kann und nicht auf die industriellen Standard-Rasierseifen mit (synthetischem) Zitronen- oder Minzenduft beschränkt ist. So kann man seine individuelle Rasierseife beispielsweise mit Holunderblüten, Johanniskraut, Kamille, Schlüsselblume und natürlich mit Pfefferminze oder Zitronenmelisse kreieren.

Grundrezept Rasierseife

- 50 g getrocknete Blüten, Blätter oder Kräuter für den Absud
- 250 ml destilliertes Wasser
- 50 g zu Flocken geschabte Kernseife

Egal, welche Blüten, Blätter oder Kräuter man wählt – zuerst wird ein konzentrierter Absud aus den getrockneten oder frischen Pflanzenteilen in destilliertem Wasser hergestellt und bis zum Erkalten ziehen gelassen. Dann ab-

1 Teelöffel Honig
Ätherische Öle nach Belieben, aber in Summe nicht mehr als 5 Tropfen

seihen und den Absud wieder erwärmen. Sobald er zu sieden beginnt, die Seifenflocken darin auflösen, vorsichtig umrühren und dann kurz aufkochen lassen. Nach dem Abkühlen auf unter 40 Grad Celsius den Honig unterrühren und, falls es intensiver duften soll, 5 Tropfen ätherisches Öl beigeben. In ein breites Schraubdeckelglas füllen, dem dann jeweils ein Spatel voll pro Rasur entnommen wird. Die Rasierseife wird mit wenig Wasser schaumig geschlagen, der Schaum mit dem Spatel aus dem Gefäß gehoben und mit dem Rasierpinsel auf der gut angefeuchteten Gesichtshaut mit ausgiebigen, kreisenden Bewegungen verteilt.

Rasierwasser

Das Rasierwasser soll die Haut nach der Rasur beruhigen, die Poren verengen und die Haut desinfizieren. Ein selbstgemachtes Rasierwasser hat den Vorteil, daß man dessen Alkoholgehalt der individuell unterschiedlichen Empfindlichkeit der Haut anpassen kann. Wer es gerne scharf hat, kann 96prozentigen Weingeist nur mit einigen Tropfen ätherischen Öls seiner bevorzugten Duftrichtung versetzen. Soll es weniger brennen, kann man mit Holunderblüten-, Rosenblüten- oder Kamillenblütenwasser verdünnen. Außerdem kann man bei speziellen Hautproblemen ausgleichende Kräuterauszüge beifügen. Für Blütenwasser und Auszüge immer nur destilliertes Wasser verwenden!

Rasierwasser für empfindliche oder unreine Haut

100 ml Ringelblumentinktur
100 ml Holunderblütenwasser
50 ml Kamillenblütenwasser
10 Tropfen ätherisches Öl, je nach Geschmack

Rasierwasser für normale Haut

50 ml 96prozentiger Weingeist
100 ml Rosenblüten- oder Holunderblütenwasser
8 bis 10 Tropfen ätherisches Öl, je nach Geschmack

In diesem Buch

sind über 100 Rezepte enthalten. Wie sich aber eine erfahrene Köchin nicht stur an vorgegebene Rezepte hält, so werden auch Sie mit zunehmender Erfahrung zu experimentieren und nach eigenen Vorstellungen zu komponieren beginnen. Es gibt unzählige Variationsmöglichkeiten – probieren Sie aus, wozu Ihnen Intuition, Phantasie und Ihre individuellen Wünsche raten. Die Natur unserer heimischen Pflanzenwelt ist so reich an den Grundstoffen für Ihre Kosmetikkreationen, daß Sie wohl kaum an Grenzen stoßen werden. Und damit sind wir wieder bei einem Umstand, der schon am Anfang des Buches zur Sprache gekommen ist: Alles, was der Mensch für Gesundheit, Schönheit und Pflege braucht, kann er von den Pflanzen in seinem Lebensumfeld bekommen.